信也

歯医者のウソ

GS
幻冬舎新書
325

刊行によせて

石原慎太郎

数年前、夜中に突然右の奥歯が痛み出して、耐えかねて起きあがったことがある。その辺りに虫歯がある覚えは全くなかったし、痛みがこらえきれず冷たい水をふくんでみたが、一向に効果がない。激痛の原因が全く分からず、頬の上からあちこち奥歯を指で押してみたら、ある一点を押したところ、その瞬間だけ痛みが治まった。

翌日、かかりつけの歯医者に行き、念の為確かめたが虫歯などありはしなかった。ということで、これは虫歯以外の何か口腔外科的なものが原因だと思って、ある総合病院にかけつけ、口腔外科の専門医に診てもらったら、奥歯の辺りのあごのパッキングがずれているせいだと指摘された。念の為にと言われて渡された解説書に、このパッキングのずれは非常にやっかいでこれから一生、瞬間的に歯を強くくいしばる、例えば、ゴルフとかテニスとかいうスポーツは差し控えるべきだ、とあった。

両方とも私が好みとするスポーツなのでそれを読んで唖然とさせられたが、次の日痛みをこらえてヨットに出かけたところ、今は歯科医になって開業している古いクルーの一人が来ていたので、打ち明けてみると、彼の曰く、それはおそらく咬み合わせの問題に違いない。自分の後輩に咬み合わせの専門医がいるからということで近藤先生を紹介されたものだった。

さっそく、近藤先生の病院にかけつけ、診てもらったところ、これは咬み合わせの狂いから生じた歯の痛みで、あまり案じることはないという。

実はその翌々日から、独裁者のマルコスの政権時代に暗殺された私のかつての親友だったフィリピンのニノイ・アキノ上院議員の息子のノイノイが、マルコスが倒れた後、アキノの挫折を惜しむ声に押されて、思いがけず大統領になってしまった母親のコラソン・アキノの後を継いで大統領に当選し、その就任式に出かけなければならなかった。

そう打ち明けたところ、「全く案じることはない。自分が発明したマウスピースを使って、靴を履かずに裸足で家の中でもいいから廊下を行ったり来たり、小股で朝夕五分ずつ歩けば痛みが再発することは全くない」ということで、その場で作ってもらった新しいマウスピースを手にして戻り、言われるまま半信半疑で家の廊下を行ったり来たり五分ずつ、一日二回のトレーニングを繰り返したところ、フィリピンの旅行中、何故か歯の痛みが再発することは全くなかった。

その後、さらに狂っている咬み合わせを是正する為に、数度通院して苦手な神経に触る歯の治療ではなしに、ただ、微妙な咬み合わせの為に何ヵ所かの歯をごく薄く削ることで、歯痛は完全に治まったものだった。

その後、先生の解説を聞き、実は人間の歯というのは一本一本が言ってみれば別の生き物で、首を通じて肩から腕、背中の様々な神経に繋がっていて、咬み合わせが狂うと、体全体の健康に差し障りが起こるという、人間の一番大切な部分の、健康全体にとっての意味合いについて悟らされた。そういうことを明かされてみると、世の中の多くの歯科医は、そうした原理をほとんど心得ずに、患者が痛みを訴えて出ると、たちまちそれを虫歯に仕立てて、しなくてもいい治療を施しているという社会的な弊害がよく分かった。

この頃流行りのインプラントという新しい技法は、聞くだに疑わしくて何か致命的な誤りを犯しているような気がしていたが、私の予感は実は正確だということが、近藤先生のかざす明快な論理で明かされたものだった。

例えば、世の中に多いぎっくり腰などに起因する腰痛のほとんどが、実は咬み合わせの狂いからきているものが多く、咬み合わせの僅かな矯正だけで、嘘のように解消されるということを見れば、世の中の歯医者などの専門家の嘘、というのは言い過ぎかも知れぬが、無知による誤謬《ごびゅう》で、いかに多くの患者を生み出しているかということがよく分かる。

はじめに

世の中には、不思議なことがたくさんあります。たとえば、宇宙空間には無数の星が浮かんでいます。あれほどの数の星が、なぜ浮かんでいるのでしょうか。

地球では人間が立って歩く、いわゆる直立二足歩行で生活しています。この地上で、立って行動するのは人間だけです。その体の最上部には、スイカほどの大きさと重さの頭があります。しかし、頭を支えているのは、か細い背骨です。日本人男性の成人平均身長は一七〇センチほど、体重は七〇キロ前後。体を支える足の大きさは二五センチ弱、足幅はわずか一〇センチほどです。これほど大きな体を小さな面積の足で支えています。これではあまりにも不安定です。実に不思議です。

不思議といえば、人間の歯はなぜ生えているのでしょうか。物を食べるためという答えが多くの人から返ってきます。しかし、本当にそれだけなのでしょうか。

日本では体の治療は医師が、歯の治療は歯科医が行うことになっています。しかし、海外では、医療行為の九〇パーセント以上を医師や歯科医の資格を持たない人が行い、シャーマンや祈禱師による行為も尊ばれています。どうしてなのでしょうか。

熱帯地域で生活する人たちは、体調を崩すとさまざまな植物を治療に使います。私たちが服用している薬のほとんどが植物に由来していることを考えれば、理にかなっていますが、なぜそうすることにしたのでしょうか。

このように私たちの世界には、一見当たりまえのことでも、よくよく考えると不思議に思えることがたくさんあります。すなわち、自然界にはまだまだ見習うべき法則やシステムがいっぱい隠されているのです。

実は、歯科治療についても同じです。

大学の歯学部は、歯の治療法は教えますが、歯が壊れる理由は教えません。せいぜい、歯みがきを怠ったからといった衛生面の話だけです。虫歯や歯周病は、虫歯菌や歯周病菌によるものという説明だけです。

しかし、こう考えたらどうでしょう。

私たちの体は頭蓋骨、顎、背骨、肩甲骨、鎖骨、骨盤……といった複数の骨格が連なってできています。そして、顎の骨に歯が生えています。歯の壊れる原因が、これら骨格の歪みにあったとしたら……。

私たちの体は地面に対して垂直に立っているので、無理な姿勢をとり続けたり、事故やストレス、過労などに見舞われたりすると、簡単に骨格がずれてしまう特徴を持っています。どこかの骨格がずれると、体が歪みまっすぐ立っていられなくなるので、他の骨格が少しずつずれることで立っていられるように設計されているのです。


骨格がずれたり歪んだりすると次ページの図のようになります。

頭蓋と顎の骨がずれると咬み合わせに変化が生じ、特定の歯と歯が強くぶつかったり、特定部分の歯を揺さぶったりする力が生じます。歯と歯が強くぶつかると虫歯、揺さぶられると歯周病の原因となります。これが虫歯や歯周病により歯が壊れる理由です。

正しい骨格構造と歪んだ骨格構造

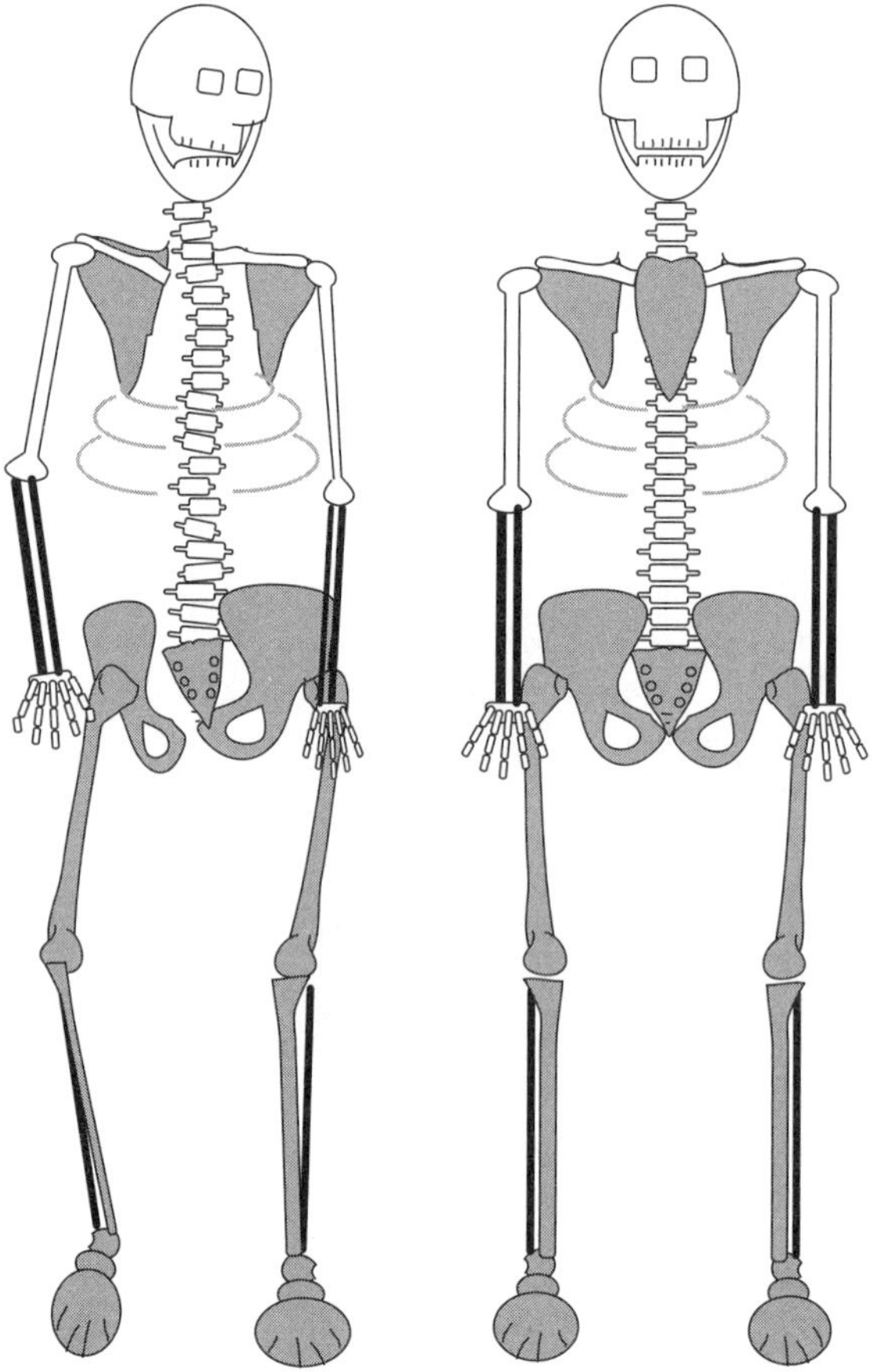

1ヶ所の歪みが全体に影響をおよぼす

また、顎関節症も頭蓋と顎の骨格がずれて顎の関節に無理な力が働くようになったことが原因です。背骨部分の骨格がずれると椎間板ヘルニアや腰痛、手足のしびれ。鎖骨や肩甲骨部分がずれると四十肩や五十肩。膝部分がずれると膝痛といった結果をもたらします。頭蓋を歪ませる力は偏頭痛の原因です。

このように、骨格がずれることで引き起こされる病気を「骨格構造病」といいます。実は、虫歯や歯周病も骨格構造病に分類されるのです。

骨格構造病を診察する分野は、ずれた箇所により歯科、整形外科、鍼灸、カイロプラクティックなどとさまざまですが、総合的に治療する理論や術式はいまだ成立していません。

それをめざしたのが、本書で記す「重力医学」です。

重力医学とは、歯が壊れた原因をはじめ、すべての骨格構造に由来した病気の根本原因を分析、究明する理論と術式です。

重力医学という観点から虫歯や歯周病を調べると、大学の歯学部で歯が壊れる原因を教えられない理由がわかります。

灯台下暗しという言葉がありますが、私たちが受ける1Gという重力が、実は病気には複雑に関係しているのです。こうした視点から研究を推し進めていけば、虫歯や歯周病を予防し、ひいては体の不調を防ぐことも可能です。年をとっても体の痛み知らず、病気知らず、スタイリッシュなボディライン、リフトアップされたフェイスラインを維持できます。

私が歯の咬み合わせに関心を持ち始め、重力医学という新分野の医療を探究しようと考えたのは、歯学部を卒業してまもなくのことでした。

まだ若いのに上下のほとんどすべての歯に被《かぶ》せ物がしてあった患者に立て続けに出会いました。皆、切実な問題をかかえていました。手が上がらない、首が回らないといった肉体的な症状ばかりでなく、いつも不安に見舞われ自殺したくなる、という精神的な疾患を発症している人もいました。

診察してみると、外見上もレントゲン上もどこも悪いようには見えません。歯根の治療も歯の被せ物も学校で教わったとおりに治療されていました。これらの治療に問題があるとは思えません。

ただ、一つだけ気にかかることがありました。咬み合わせが普通の人とちがっていたのです。

歯を治療して咬み合わせが変わっただけで、なぜここまで全身の状態が悪化してしまうのか疑問に思い、それ以降、咬み合わせに関心を寄せるようになりました。

咬み合わせを調べるうちに気づいたのは、乳歯列と永久歯列とでは顎の筋肉がまったく違う運動をする、ということでした。乳歯列の役割が二足歩行と正しい姿勢を覚えるためのものであるのに対し、永久歯のそれは正しい骨格構造を維持管理するものだったのです。さらにいえば、老年期に歯がすり減ってしまうのは、筋肉が衰えても正しい姿勢と歩行をサポートするためのものでした。

こうした研究結果は、ある時期から私に、人間はなぜ立っているのか、なぜ体は「振動」しているのかということにまで関心の輪を広げさせました。

そして辿りついたのが重力医学です。その根本となる、正しい頭の位置と角度を記憶させる咬み合わせの調整と、乳歯列をヒントに考えた「ジャイロウォーク」で、目まいや耳鳴り、偏頭痛といった頭蓋骨の歪みが原因の症状や、咬み合わせがもとで発生した骨格構造の歪みが原因の病気の改善、はてはフェイスラインの維持、リフトアップなどの美容の促進にも貢献できることがわかり、興奮しました。

虫歯の痛みは我慢のできないものです。歯が汚れているのは気持ちの悪いものですし、歯がなければ食事ができません。このような問題を解決してくれるのが歯医者です。

しかし、虫歯を治療しているうちに、次のような経験をした人が数多くいらっしゃると思います。

たった一本の虫歯を治療したら頭痛持ちになった、インプラントを入れたら首が回らなくなった、首の調子が悪くなった、耳鳴りや目まい、舌痛、味覚障害を起こした、しゃべりにくくなった。ブリッジや被せ物、入れ歯などの治療を受けたら、手が上がらなくなった、顎関節症、偏頭痛、四十肩五十肩、手足のしびれなどを発症したなどなど。

これらは、歯科治療により頭蓋と顎の骨格の関係が変化したことによるものです。ですから単純な話、親不知がもとで偏頭痛が起きたのなら、親不知を抜けば治ります。イ

ンプラントやブリッジ、被せ物が原因であれば、それを正せば治癒する可能性がありま
す。

このように、頭蓋と顎が互いにどのように関係しているかという分析がなければ、歯科治療は功と出るか罪と出るかわからない、まるでロシアンルーレットのようなものになってしまいます。

治療法に悩んでいる歯科医は数多くいると思いますが、一方で歯が原因である体の病気に苦しんでいる患者はその何倍も何十倍もいます。

私はそうした現状を少しでも良くしたいと思い、本書を記すことにしました。この本に出合った皆さんの悩みが解消されることを切に願っています。

歯医者のウソ／目次

第一章

二足歩行を可能にした歯の役割

人間と動物は、なぜ顎の構造がちがうのか

重力医学を語るうえで大切なのは、人間の骨格構造に秘められた謎を知ること、なぜ人間は二足歩行で生活しているのかを理解すること、です。そこで、こんな話から始めてみます。

太古の昔、私たち人間は二足歩行を選択し、サルやゴリラは四足歩行を選択しました。硬い物を噛み砕いたり、顎に強力な力を発生させたりするには、蝶つがいのように開閉するゴリラの顎のほうが都合よくできています。人間の顎はきゃしゃなため、相手に噛みついたり、クルミを殻ごと割ったりするようなことには適していません。しかし、口は単に物を食べるだけの器官ではありません。

後ほど詳しく記しますが、顎から発生した「振動」を全身に伝え、直立二足歩行を可能にしているのです。

ゴリラと人間の側頭筋を比べると、ゴリラの側頭筋は頭のほとんどを覆ってしまうほど大きく、その分、頬や顎の骨も大きくなり威圧的な顔をしています。人間の側頭筋は

側頭部に少し付着しているだけなので、ゴリラほど厳めしい顔にはなりません。咬筋《こうきん》を比べても、ゴリラは大変強力ですが、人間は貧弱です。

ゴリラの噛む力は人間の一〇倍あるといわれていますが、側頭筋が頭を覆うだけでは一〇倍の力は発揮できません。頭のまん中と後ろにT字型の骨の隆起がつくられ、ここに側頭筋が付着していることから大きな力が出るようになっています。

このように側頭筋や咬筋が大きく発達すると、頭蓋骨の成長を妨げる構造となります。その結果、頭蓋骨は厚く硬くなり、脳の容積は小さくなります。人間の頭蓋骨も硬そうですが、呼吸するかのようにほんの少しだけ開閉する柔軟性を持っており、それが脳の容積を大きくしているのです。

頭が体の最上部にある理由

人間の体は、脳の活動にもっとも重点が置かれています。これが、体の最上部に頭がある理由です。同時に、私たち人間が抱える問題です。

頭を支えているのは背骨ですが、頭の中心部ではなく、少し後ろのほうで支えていて、背骨の上に頭が乗っている感じです。

そのため、頭を後ろへ引っぱり上げる力がなければ前に倒れてしまいます。この役目を果たしているのが、僧帽筋という「抗重力筋」です。

電車内で居眠りをしていて、頭が前へ倒れている人を見かけます。僧帽筋が収縮せずにゆるんでしまっているためです。逆に、椅子に座っている人の頭がまっすぐ前を向いているのは、僧帽筋が収縮しているためです。

頭を立たせ一定の位置に保つ構造は非常に複雑で、多くの筋肉がかかわっています。これらの筋肉群は、左右に一対ずつあります。

頸椎《けいつい》の1番とすぐ上の後頭骨をつないでいる極小サイズのものから、背中一面を覆う僧帽筋のように大きなものまでいろいろです。その筋肉群が縦方向や斜め方向に張り巡らされ、ゴムバンドの上にゴムバンドを重ねたようになっています。

その片方だけが収縮すると頭を回転させたり傾斜させ、同時に収縮すると頭を前や後ろに倒します。

上頭斜筋《じょうとうしゃきん》、下《か》頭斜筋《とうしゃきん》、大後頭直筋《だいこうとうちょくきん》、小後頭直筋《しょうこうとうちょくきん》、前頭直筋《ぜんとうちょくきん》、頭長筋《とうちょうきん》、頭板状筋《とうばんじょうきん》などは頭の後ろの後頭部に付着し、胸鎖乳突筋《きょうさにゅうとつきん》は頭の側面の下のほうにある乳様突起に付着して、頭の角度や位置を調整しています。

実際に頭を下へ引っぱる筋肉は胸鎖乳突筋などですが、口を閉じる筋肉も同時に運動し、頭を上に上げる筋肉と引っぱりあいをします。

なぜ人間は二足歩行なのか

なぜ人間は二足で生活するようになったのでしょうか。

人間が立ち続けられ、立って歩くには何かが必要であり、ほかの動物とは何かが違うはずです。

私たち人間の知能は、ほかの四足動物に比べて著しく発達しています。知能を著しく発達させるためには、脳の容積を大きくする必要があり、頭蓋に付着する筋肉の量を減らして自由性を持たせる必要がありました。

そのために、私たちの頭は体の最上部に置かれ、なおかつ、四足動物の顎が蝶つがい状に開閉するのに対し、少しはずれながら開閉する構造になっています。

一方で、動物は人間と同じように骨や血管、臓器があるので薬や手術の検体にできますが、顎の構造が違うため、虫歯や歯槽膿漏の研究対象にはなりません。

動物は人間と同じように、口を閉じる顎の筋肉と僧帽筋が引っぱりあって頭の位置と角度を調整しています。

しかし、この二つの筋肉の引っぱりあいは人間とはかなり違います。

動物は、走りながら体の向きを変えようとすると、重力とバランスをとるためには減速しなければなりません。このとき、顎の筋肉と僧帽筋が引っぱりあうバランスが崩れると、転倒してしまいます。

たとえば、サルの奥歯を一～二本抜くと、顎の筋肉と僧帽筋の引っぱりあうバランスが崩れるため、木から落ちてしまいます。犬の片方の歯列の高さを少し高くすると、真っすぐに歩けなくなります。これが、咬み合わせと体の関係です。

上下の歯の間には隙間が必要

サルやゴリラの遺伝子は人間とほとんど同じとされていますが、彼らは人間のように立って生活することはできません。顎の関節の構造がちがうためです。

サルやゴリラの顎は、蝶つがいのように開閉します。ところが人間の顎は、下のほうに少しはずれながら開閉します。そのため、口を閉じる筋肉は発達していません。

私たち人間は上下の歯がぶつかるか、ぶつからないかのギリギリのところに顎の位置を保っておくために、はずれながら開閉する顎の構造をしています。

上下の歯を強く噛みしめたまま歩くと、歩くたびに頭が揺れることがわかるはずです。歩きづらかったり疲れやすかったりして、気分が良いものではありません。

もし口を閉じる筋肉が収縮し続けると、頭を支える筋肉も収縮したままの状態となるため、頭が体に固定されたようになります。

すると、歩行による体の揺れが直接、頭に伝わってしまいます。このような状態では、二本足で立って生活するには無理が生じます。体が揺れても頭が影響を受けないようにするためには、上下の歯の間に隙間が必要です。これを保つために、人間は顎が少しはずれながら開閉する構造をしているのです。

一方で、歯を噛みしめたまま何らかの動作をしなくてはならない場合があります。僧帽筋の収縮が必要なときです。僧帽筋が収縮すると肩甲骨が安定するため、腕を自由に動かすことができます。

たとえば、ウエイトリフティングのように全身で重い物を持ち上げたり、ゴルフでスイングをしたり、野球でボールを打つときなどは、足をふんばって体を固定し、歯を噛みしめて僧帽筋を収縮させます。

スポーツ用マウスピースは食いしばりから歯を守る

スポーツ選手は奥歯が悪いといった話をしばしば聞きます。たとえば、ウエイトリフティングの選手は、バーベルを持ち上げるときに抗重力筋を目いっぱい使おうとして、歯をグッと食いしばります。ゴルフでスイングをするとき、野球の打撃のとき、あるいはハンマー投げなどでも同様です。

たしかに歯を食いしばることでパワーアップしますが、歯は壊れてしまいます。しかし、歯を壊さない方法が二つあります。一つは、マウスピースを着用して歯を食いしばりから守ること。もう一つは、歯を食いしばらなくても力が出せる収縮方法を抗重力筋に記憶させることです。方法は簡単で、上下の歯の間に隙間を設けたまま力を出せるようにトレーニングすればよいのです。

抗重力筋のかなめ、僧帽筋の働き

僧帽筋は、人間が二足歩行をするために、もっとも重要な働きをしています。抗重力筋の中で一番上にある大きな三角形の形をした筋肉で、首から肩、背中の表層を覆っています。体温保持に貢献し、風邪をひいたときには僧帽筋の働きが弱まっているといわれます。ですから、僧帽筋を鍛えておくと、風邪にかかりにくい体質になるといわれます。

僧帽筋が単に頭を引っぱり上げるだけなら、頭蓋骨の上部に付着していたほうが効率

大きな三角形をした僧帽筋

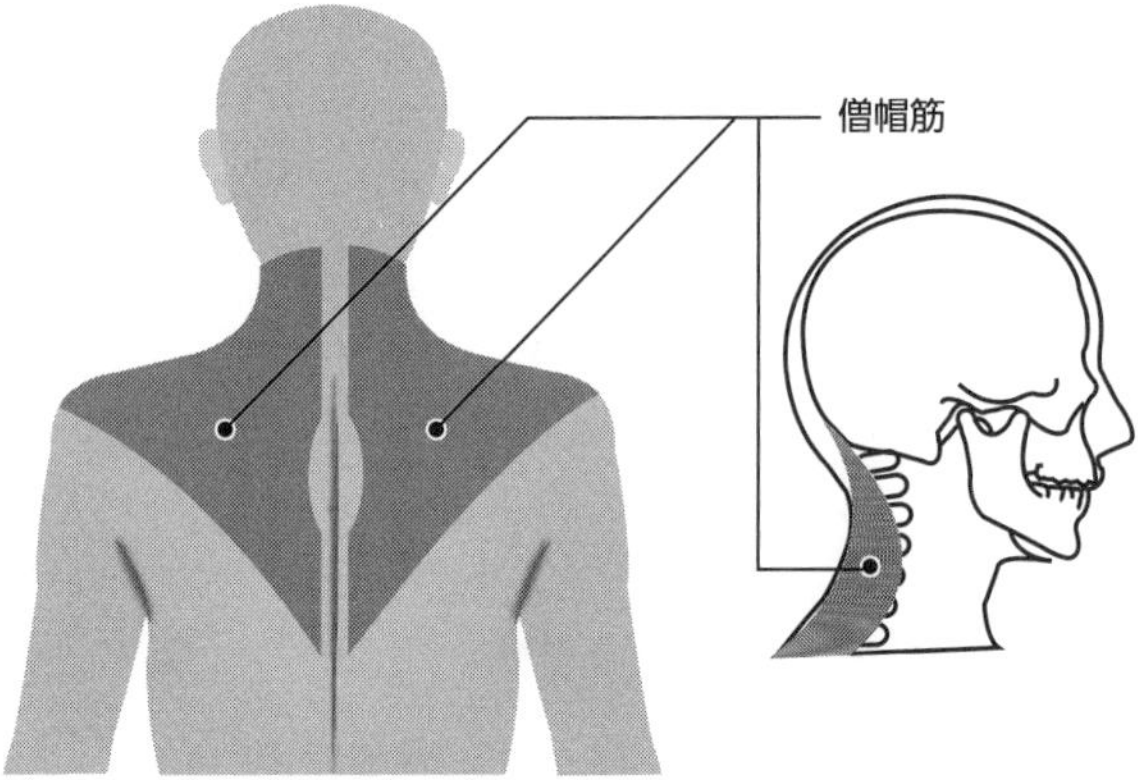

僧帽筋は効率の悪い方法で頭を後ろに引っぱり上げる

的なはずです。しかし実際は、頭蓋骨の下（後頭骨の上項線）に付着しています。

テコにたとえるなら、僧帽筋が頭蓋骨に付着している部分が作用点で、頭蓋骨が背骨に乗っている部分が支点です。力点は僧帽筋が覆っている部分です。この力関係は支点から力点までの距離に比べ、支点から作用点までの距離がかなり短くなっているため、効率が悪くなっています。

このようなことから、頭を引っぱり上げるには後頭部にかなり大きな力が必要となります。また、僧帽筋だけでは頭の

後頭骨の上項線

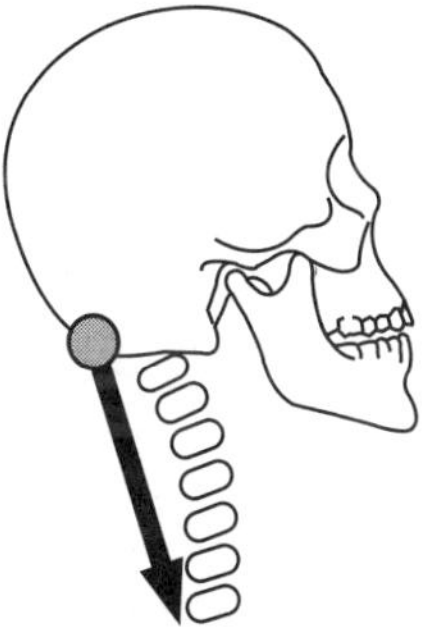
の部分に僧帽筋がくっつき、
頭を後ろへ引っぱり上げている

位置や角度を微妙に動かすことはできません。

頭の位置を保持する筋肉

顎の筋肉には大別すると、口を閉じる筋肉と開ける筋肉があります。

これらの筋肉と頭を支える筋肉は、常に一緒に動いています。ガムを嚙んだり顎を開閉させたりしたときに後頭部を触ってみると、後頭部の筋肉が一緒に動いているのがわかります。口を閉じるときに使う筋肉と頭を支える後頭部の筋肉が、一緒に動いているためです。

なぜ同時に動く仕組みになっているのでしょうか。

たとえばステーキを食べるときは、顎の筋肉を動かす指令が脳から伝えられます。前歯で肉を食いちぎり、よく嚙まなければ味わうことも、のどを通すこともできません。このときの顎の運動は、上下だけでなく左右や斜めというように、あらゆる方向に動きます。

もし顎が体に固定されていれば、口を開けたり閉じたりするには頭を首振り人形のように動かさなければなりません。

では、ステーキを食べるとき、頭と顎にはどのような力が生じるのでしょうか。ステーキを嚙みきろうとすると、顎が上へ引き上げられます。その際、頭を下へ向かせる力が同時に生じますが、頭を支える筋肉が後へ引っぱるので、頭の位置が保たれます。

つまり、口を閉じる筋肉と頭を支える筋肉は同時に運動する、まさに双子の筋肉なのです。

さらに、奥歯で細かくすり潰すために顎を左右や斜めに動かすときも、頭を支える筋肉群が頭の位置を保とうとします。双子の筋肉は、常に引っぱりあって頭の位置を保とうとしているわけです。

効率の悪い下顎の開閉

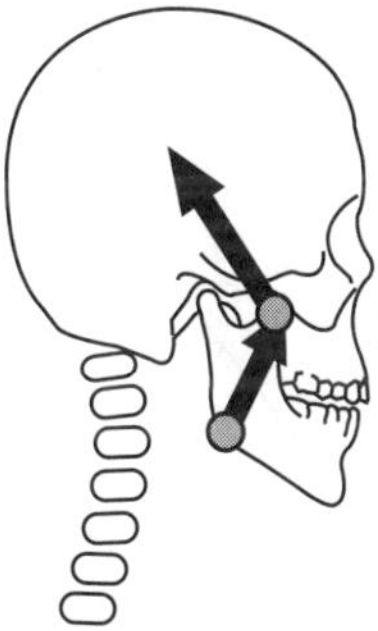
●は、口を閉じる筋肉が
くっついている顎の場所

口に隠された、もう一つの役割

口を閉じる主な筋肉である咬筋《こうきん》や側頭筋は、どのような方法で下顎を引っぱり上げているのでしょうか。

咬筋と側頭筋が頭のどの部分と下顎のどの部分にくっついているか、次ページの図を見てください。眼窩《がんか》のすぐ下に、アーチ状の頬骨弓《きょうこつきゅう》があります。この内側から顎の角にくっついているのが咬筋です。側頭筋は、下顎の上にある出っぱり部分にくっついています。

咬筋や側頭筋が収縮することで下顎が引っぱり上げられ口が閉じるわけですが、これもたいへん効率

頭部の筋肉

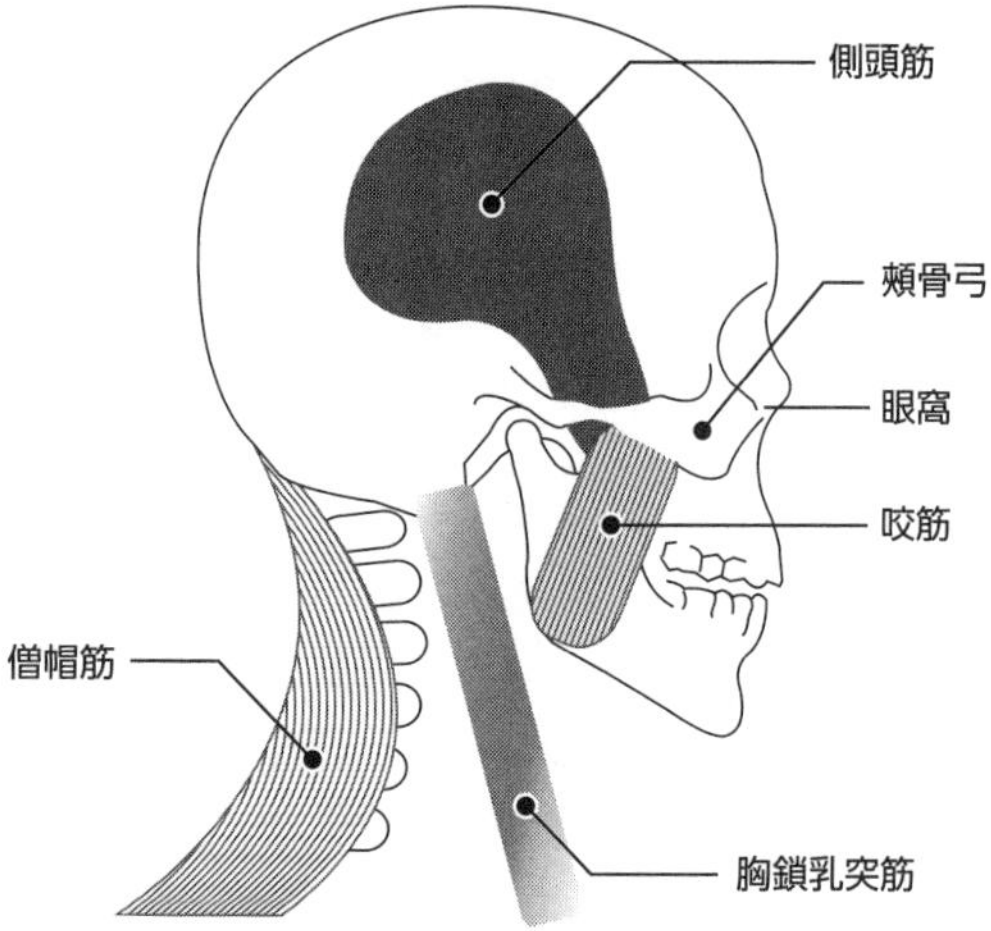

の悪い仕組みだといえます。なぜこのような仕組みをしているのかを考えれば、単に食物を食いちぎる目的だけではないことがわかります。

これらの筋肉も、頭を支える働きをしているのです。換言すれば、両者の筋肉が引っぱりあっていなければ、頭の位置が保てません。

赤べこという郷土玩具を思い浮かべてください。体を揺さぶると頭もグラグラと動いてしまいます。これとは逆に、頭を常に一定の位置に保つには筋肉が繊細かつ微妙なタイミングで引っぱりあわなければなりません。

この原理と似ているものがあります。消防団などが行う出初め式のハシゴ乗りです。ハシゴの先端で人が逆立ちをしたりしますが、ハシゴは倒れません。ハシゴの下の部分を、人が長い鎌のような物で引っかけて引っぱりあっているからです。ハシゴに乗っている人を揺れる頭と仮定するなら、ハシゴを支えている人たちは頭を支える筋肉群と考えることができます。

鎌のような物をハシゴに引っかけて引っぱりあっている人たちは同じ力加減で引っぱるのではなく、ハシゴの上で動く人の力を打ち消すように、引っぱりあわなければなりません。

筋肉は振動しながら引っぱりあっている

ここで、①僧帽筋などの頭を支える筋肉、②口を閉じる筋肉、③口を開ける筋肉の関係を考えてみましょう。

①②の筋肉は、私たちが起きている間は常に引っぱりあいをし、頭の位置を保っていて、③の口を開ける筋肉は、②の口を閉じる筋肉とも引っぱりあいをしています。

頭部の振動の仕組み

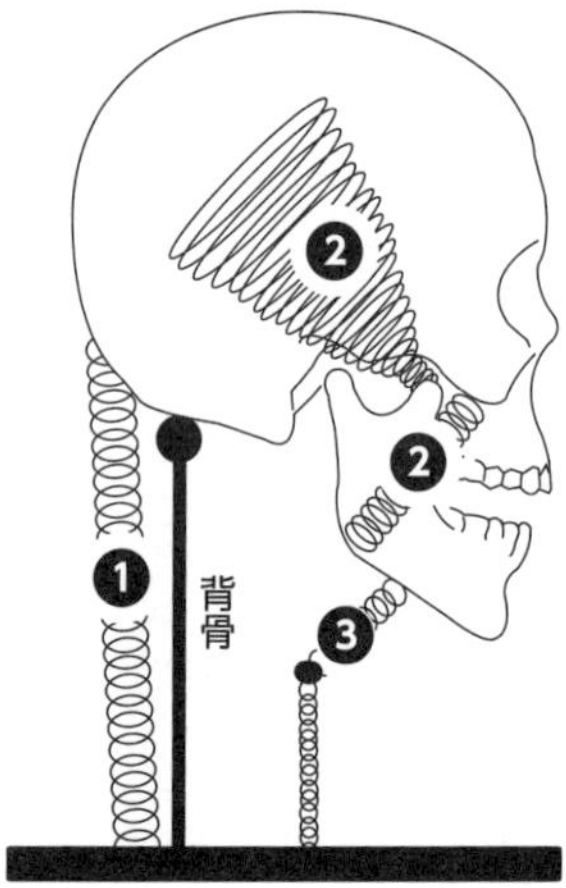

私たちは誰もが上と下の歯の間に隙間を開けています。歩いているとき、立っているとき、仕事をしているときなどは、43ページの図のように、一〜二ミリほどの隙間を設けています。この隙間を保つには、隙間を閉じようとする力と開けようとする力が必要になります。

箸で物をつまむとき、箸の先端を一ミリ程度開けたままにしなさいといわれると、先端をくっつける力と引き離す力の両方が必要となり、箸は震えるはずです。

これと同じように、上下の歯の間に隙間を設けるには、口を閉じる筋肉と口を開ける筋肉が引っぱりあいをしなければなりません。同時に、顎の位置も保たなければなりません。口を閉じる筋肉と口を開ける筋肉は、箸がブルブルと震えるよりもさらに細かく震えながら引っぱりあっています。これこそが「振動」です。

前述したハシゴ乗りで、ハシゴの上で動く人の力を打ち消すように引っぱりあう力も振動ととらえることができます。

二足歩行を可能にする筋肉の仕組み

私たちが立って生活をしているかぎり、口を閉じる筋肉と口を開ける筋肉は互いに振動しています。これが体の振動の起源です。

口を閉じる筋肉は、開ける筋肉よりも大きな筋肉です。また、頭の位置を保ったり支えたりする僧帽筋などの筋肉と顎の筋肉の大きさを比べると、頭を支える筋肉のほうが大きくなっています。このように、引っぱりあう二つの筋肉は、必ずどちらか片方が大きく、もう一方は小さくなっています。

下顎を引っぱり上げて口を閉じるにしても、頭を引っぱり上げるにしても、実はたいへん効率の悪い仕組みです。そのため、大きいほうの筋肉により多くの仕事をさせてバランスをとる仕組みになっています。

なぜなのでしょうか。

もし一九グラムと八一グラムの重りのバランスをとる天秤があったとすれば、天秤の支点から重りまでの距離は、小さな重りまでの距離のほうが約四倍長くなります。天秤を揺すってみると、一九グラムの重りは大きく揺れますが、八一グラムの重りはあまり揺れません。一九グラムの重りの振幅は大きく、八一グラムの重りの振幅が小さいためです。

これを筋肉の振幅として考えると、口を開ける筋肉の振幅よりも閉じる筋肉の振幅のほうが小さくなります。

さらに口を閉じる、つまり頭を前へ引っぱる筋肉の振幅よりも頭を後ろへ引っぱり上げる僧帽筋などの筋肉の振幅のほうが小さくなります。

体を立たせる振動の起源は顎

振動を発生させている様相

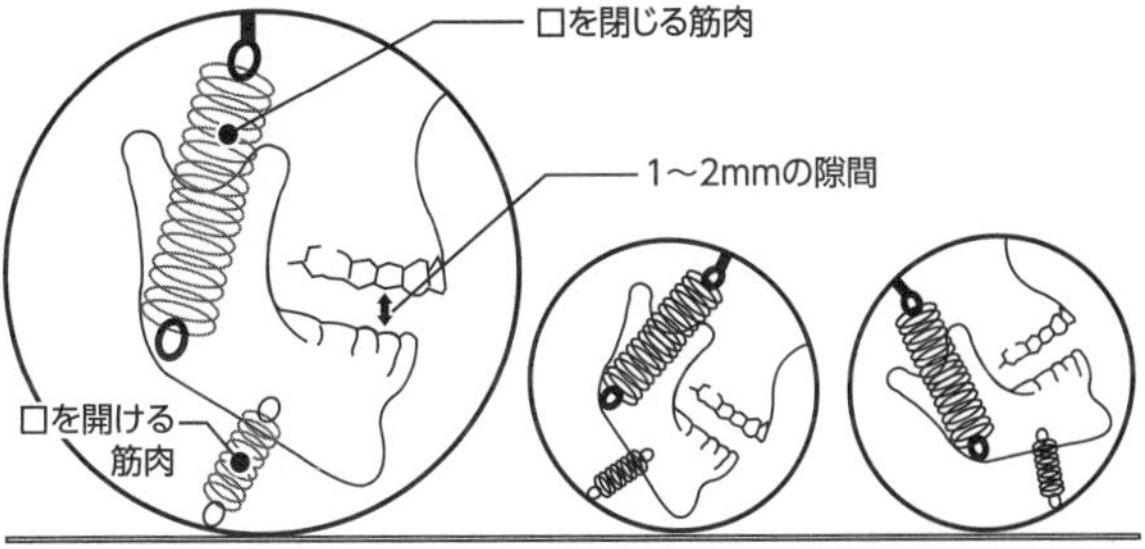

頭の位置がどのように変化しても上下の歯と歯の間には、1〜2㎜ほどの隙間が確保されている

私たちが二本足で立って生活するには体を振動させなければなりませんが、その振動は顎の付近から起こり、体を立たせている抗重力筋に伝えられます。

補足すると、顎は頭蓋骨にぶら下がっているため、重力により下がろうとします。上へ持ち上げようとするのは口を閉じる筋肉で、下げようと働くのは口を開ける筋肉です。

ハシゴ乗りのときにハシゴが倒れないように、下で人がハシゴを引っぱりあう、あるいは箸と箸の先端に一ミリ程度の隙間を空けようとするときの力加減は、感覚的に行われているはずです。

しかし、頭の位置を一定に保つのは、感覚的なものではありません。それは人間の本質です。常に頭を一定の位置に保つコンピュータにも劣らない記憶装置の働きです。

振動しているからこそ立っていられる

人間以外で垂直に立っているものに、コマがあります。高速で回転しているコマを棒で突くと、傾きはするものの元の状態にもどろうとします。ところが、回転が止まるとすぐ倒れてしまいます。

コマは胴体部分の中央に軸があり、これを中心に高速で回ります。このとき、遠心力が働いています。その力は均等で、均等だからこそ軸が上を向き、立っていられるのです。

高速で回転しているコマの軸は、停止しているように見えます。しかし、実際には軸が前後左右にぶれています。ぶれ幅が小さいために停止しているように見えているだけです。このぶれ幅が非常に小さい状態も振動です。振動しているからこそコマは立っていられるのです。

日常生活を支える抗重力筋

学校の理科室にあるガイコツの人体模型を思い浮かべてください。人体模型は人間の骨格を勉強するためのもので、骨格模型ともいいます。この模型のすべての骨は、針金でつなげられています。

しかし、実際の人間では、頭蓋骨、顎、背骨、鎖骨、肩甲骨、骨盤などをつないでいるのは軟骨や靭帯です。そのうえで、骨にくっついている抗重力筋が互いに引っぱりあうことで骨格構造ができ上がっています。

抗重力筋には、僧帽筋、広背筋《こうはいきん》、脊柱起立筋《せきちゆうきりつきん》、大胸筋、腹直筋、大臀筋《だいでんきん》、大腿四頭筋《だいたいしとうきん》、腓腹筋《ひふくきん》、ヒラメ筋などがあります。

たとえば、僧帽筋は頭蓋骨の後部から背骨の上のほうに、脊柱起立筋は背骨の中心部分に、大胸筋は鎖骨や胸骨から上腕骨に、大臀筋は背骨の下のほうから大腿骨にくっついています。

このように、抗重力筋は骨と骨をつなぎ、頭、首、肩、背中、腰、下肢をつなぎ、引

抗重力筋

抗重力筋が骨格を正しく引っぱりあえば、美しいプロポーションとなり、体の不調や痛みを引き起こさない

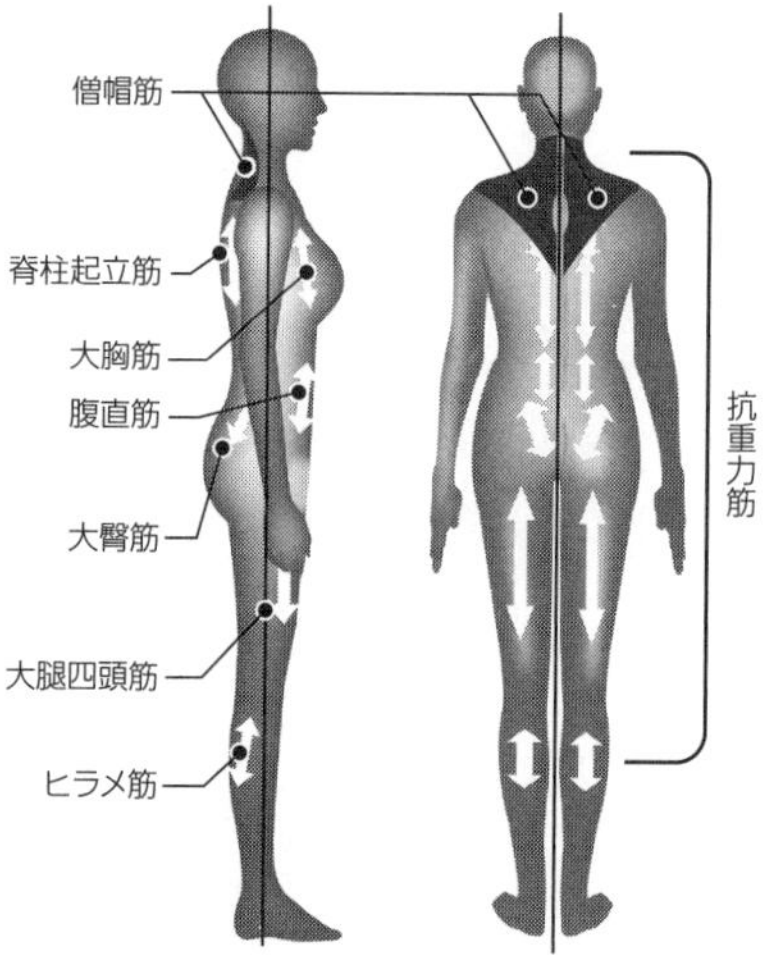

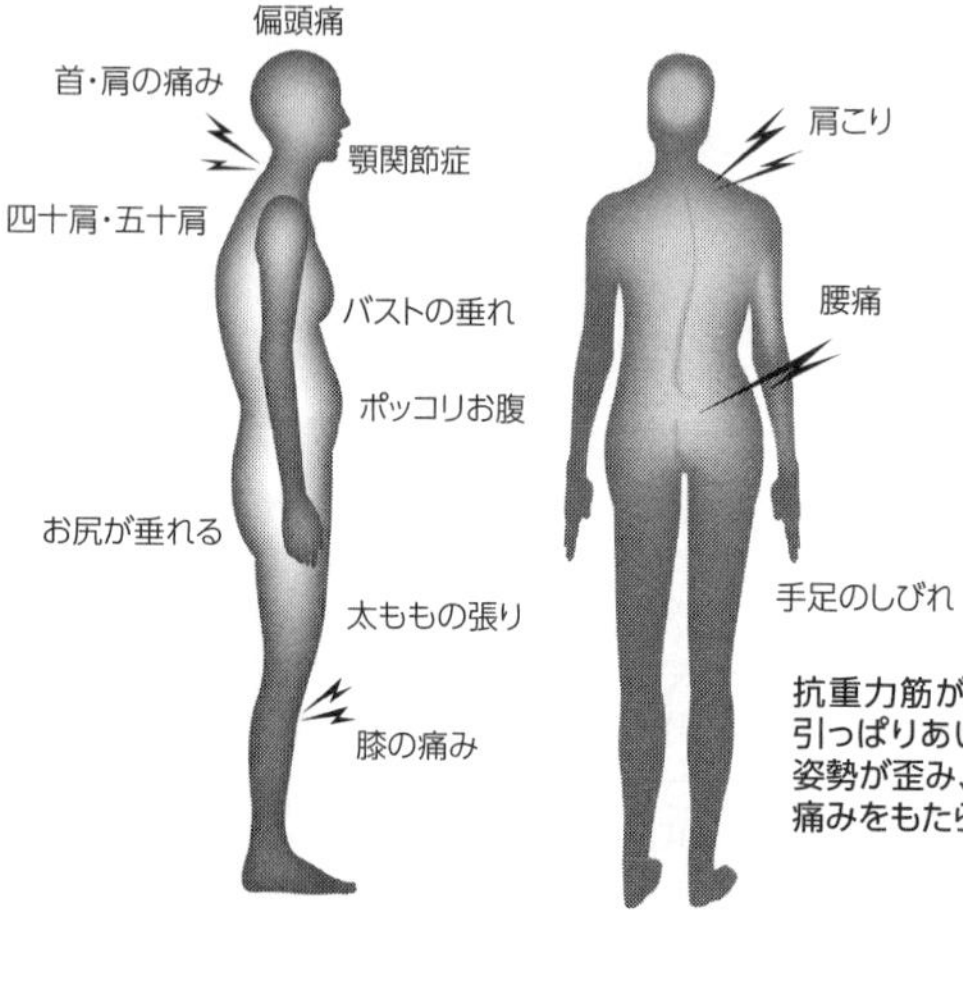

抗重力筋がまちがった引っぱりあいをすると、姿勢が歪み、体の不調や痛みをもたらす

っぱりあい、体を立たせています。

抗重力筋は立ったり歩いたりするときだけ収縮する筋肉で、ボールを投げたり蹴ったりするときに使う筋肉とは異なります。疲れにくい筋肉で、収縮速度が遅いことから「遅筋」と呼ばれています。

逆に収縮速度が速く、重い物を持ち上げたり瞬発的な運動に使われたりする筋肉は、「速筋」といいます。

速筋は疲労しやすい筋肉でブドウ糖を必要としますが、抗重力筋は脂肪をエネルギーとしています。

私たちが日常生活で極度の疲労を感じることなく、長時間、椅子に座っていたり立っていたり、あるいは歩いたりできるのは、抗重力筋のおかげです。

抗重力筋は内臓へも影響を与えます。腰を触ってみると、前方向にカーブしている部分があります。このカーブを作っているのが抗重力筋となる腸腰筋《ちょうようきん》で、胃や腸を下垂させないように引っぱり上げています。腸腰筋の働きが弱まると、腸の機能が悪くなり慢性的な便秘となります。

また、抗重力筋は頭や顎、首や肩、背骨や骨盤といった体の各部分を理想の位置に配置するので、すべての骨や関節、筋肉や神経、血管や臓器がスムーズに運動できる手助けをしています。

振動力のないロボットと人間のちがい

しかし本当に、人間が二本足で生活するには体が振動していなければならないのでしょうか。

人体模型の針金をすべて取り除き、それぞれの骨と骨の間に軟骨や靭帯のように弾力のある材質を挟んで固定し、抗重力筋をゴムで再現してロボットをつくったとします。

ロボットが直立できれば問題はないでしょう。ゴムの張り具合を変えれば、ポーズをとらせることも可能でしょう。

しかし、ロボットを少しでも押すと、バランスをとることができないので倒れてしまいます。さらに、歩こうとしても、抗重力筋に見立てたゴムが微妙な引っぱりあいをできないので転倒してしまうはずです。

人が歩くには、左右の足を交互に前へ出さなければなりません。右足を前へ出すと体重は左足にかかり、左足を出せば右足にかかります。このとき、頭の位置を常に体の中心に保ちながら重力とバランスをとらないと、体が左右に振られてしまいます。振れを防止するには、頭の位置を常に体の中心に保つように筋肉群が引っぱりあわなければなりません。

また、頭を支える僧帽筋をはじめ、体を立たせる働きをしているすべての抗重力筋が肩や背中や骨盤を体の中心にとどめ、重力とバランスをとるように引っぱりあわなければなりません。

このような状態をつくりださなければ、足首、膝、骨盤、関節、背骨に大きな負担がかかってしまいます。重力とバランスをとって歩くこともできません。

私たちは意識することなく立ったり座ったりしていますが、呼吸をするだけ、あるいは心臓が鼓動するだけでも体は揺れようとします。歩いているときでも、わずかな道路の起伏や障害物に反応し、対向者とすれちがうときには体位を変化させなければなりません。

どのような状態であっても人が立っていられるのは、抗重力筋の働きがあるからです。この働きを、振動ととらえることができます。

僧帽筋からヒラメ筋まですべての抗重力筋は、筋膜という網状の膜でつながっていて、一つの筋肉のように振動しながら体を立たせています。

全身が一つの振動体となっているため、人間は肩を押されても倒れません。つまずいて転倒しかかっても、体勢を立て直すことができます。このあたりが「振動力」のないロボットと人間との大きなちがいです。

振動軸の引っぱりあい

コマも人間も振動するために「振動軸」があります。コマの振動軸は文字どおり軸がそれで、人間の場合は体の重心線がそれに当たります。

コマは遠心力が振動軸を引っぱりあいますが、人間は抗重力筋が引っぱりあいます。

また、人間の体は頭のブロック、首のブロック、肩と背中のブロック、腰のブロック、下肢のブロックが積み重なってできていますが、それぞれが独立して振動しています。

振動軸と中心軸

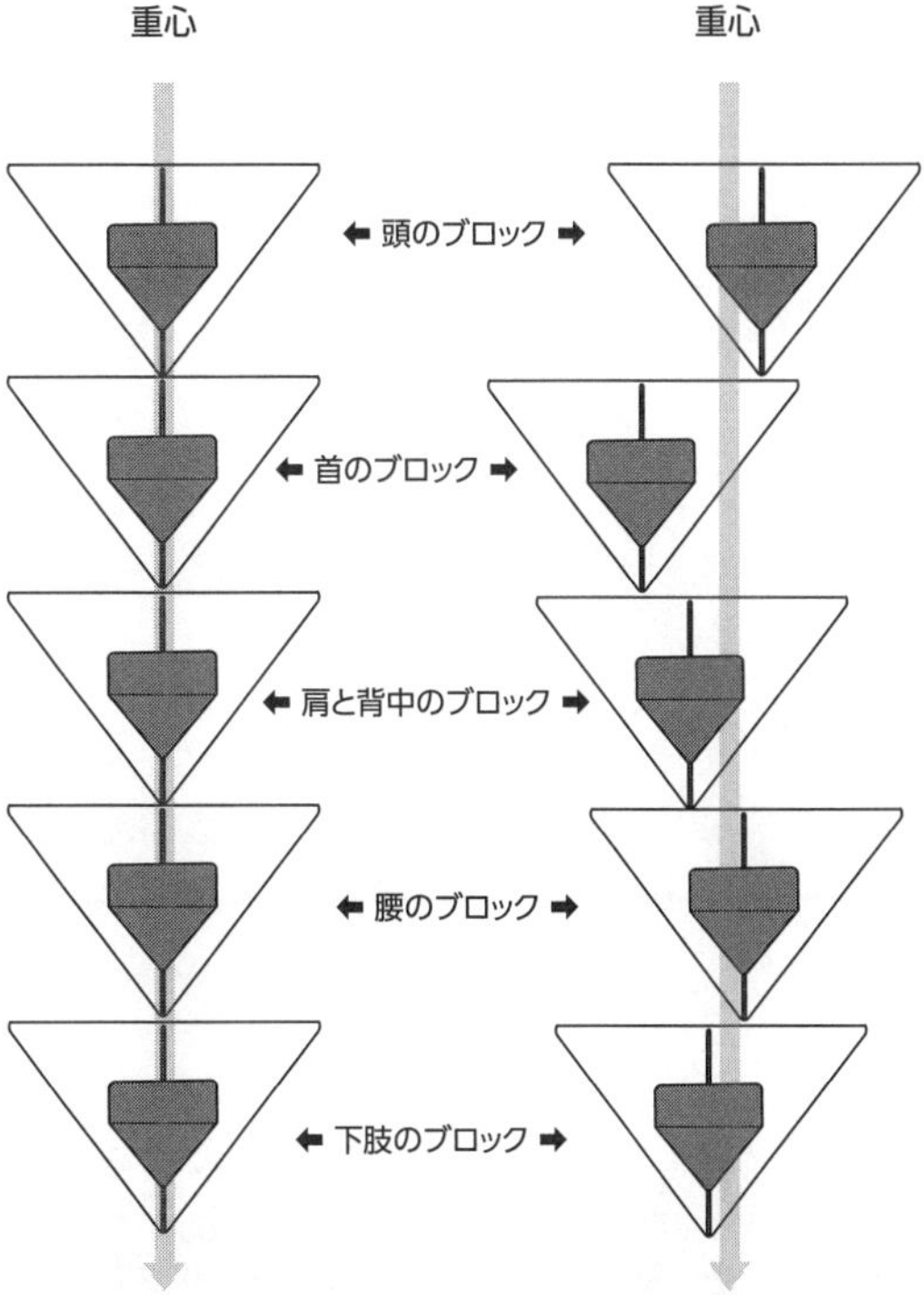

①中心軸がある状態

すべてのブロックの振動軸が中心軸と重なって一つになっているので倒れにくい

②中心軸を喪失した状態

各ブロックの振動軸がずれると倒れやすい

各ブロックの振動とバランス

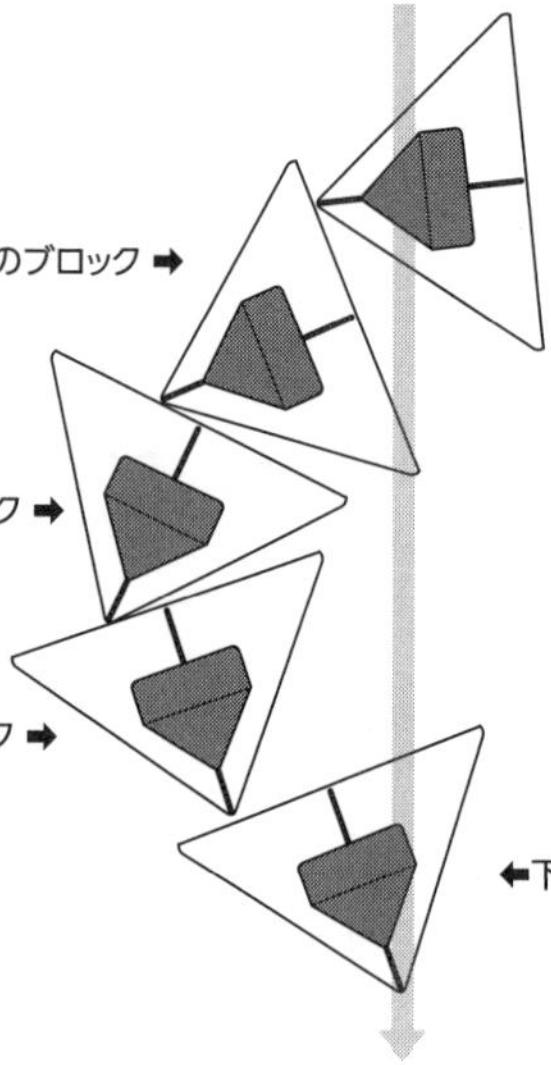

そのうえで、全体が一つとなって振動していると考えることができます。

このように、人間は複数のブロックが振動軸を引っぱりあうことで二本足での生活を可能にしているわけです。普段何も意識しないで体位を変化させたり体を移動させたりできるのも、常に振動軸を抗重力筋が引っぱりあっているためです。

たとえば、ラジオ体操で前屈姿勢をとったとします。この姿勢を上から見ると、頭が前で骨盤と足裏が後にあります。頭や首、肩や背中のブロックは前方で振動し、腰部分や下肢のブロックは後方で振動し、バランスをとっています。ラジオ体操では、このほかにもさまざまな体位をとりますが、このような構造から転倒することはありません。

振動軸と基本姿勢

コマは回転が遅くなると傾きだし、やがて倒れて振動がなくなります。人間も抗重力筋の引っぱりあいがなくなり、振動しなくなれば倒れてしまいます。

コマは棒の部分が「振動軸」となり、棒の最下部だけに力が作用します。人間の場合は、くるぶしの少し前の土踏まずに力が作用します。頭、骨盤、足裏が一直線にそろった状態のとき、中心軸と振動軸が重なりあいます。この状態こそが二足歩行の基本となる姿勢で、「基本姿勢」といいます。

基本姿勢はすべての動きの始まりとなるため、全身の力が抜けた状態でなければなりません。一番楽な立ち姿勢で、体と重力とのバランスが一番良い状態です。

しかし、人間は姿勢を絶えず変えるため、振動軸が常に変化します。また、姿勢が悪い人は、まちがった軸を抗重力筋が引っぱりあうため、そこが振動軸になってしまいます。そのため、正しい姿勢にもどす必要があります。

中心軸と重心線

武道家の間では、「体には中心軸があり振動している。そのために押されても人間は倒れない」といわれています。

人間の立ち姿勢を、

①正面または背面から観察すると、頭、骨盤、両足の中心を通る直線ができている。

②右側または左側の側面から観察すると、頭、骨盤、足裏（両足のくるぶし前方）の中心を通る直線ができている。

これらを「中心軸」がある状態といいます。さらに、体の中心を通る直線はそのまま「重心線」となります。

中心軸と重心線が重なっていることは非常に重要です。体と重力とのバランスがとれているからこそ、倒れにくいのです。これが、体の振動がもっとも高まった状態で、体

中心軸と重心線

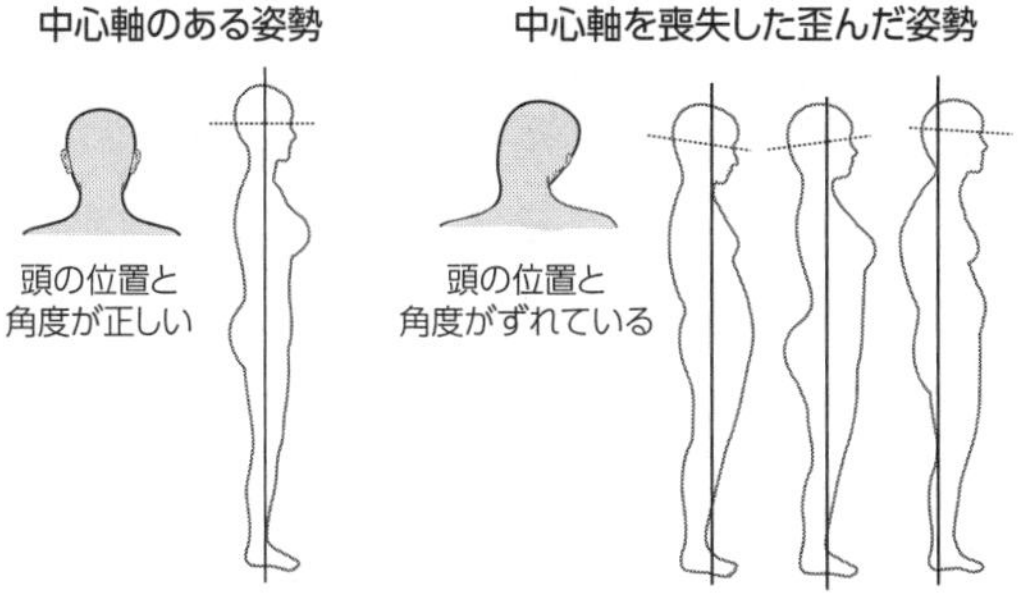

中心軸のある姿勢の重心線は中心軸に重なり、くるぶし前方にある。姿勢が悪くなると、そこからずれる

の中でもっとも重く、揺れやすい頭を無理なく支えられる理由です。

健康か病気がちか、頭がスッキリしているか、スタイルが良いか悪いか、若々しい顔か老け顔かといったことと深く関係しているのが中心軸です。

現代人のほとんどは、残念ながらこの中心軸を消失しています。

不自然に体を傾けるスポーツを長期間続けると姿勢が悪くなり、頭や首、肩や背骨などの位置がずれ、その中心軸が失われた状態を抗重力筋が記憶しているのです。

こうした人でも身長計に乗ると、頭や骨盤などが同一線上にそろうため、中心軸を探すことはできます。しかし、これは見せかけの中心軸でしかありません。その証拠に、身長計から下りると悪い姿勢にもどってしまいます。このように中心軸を取りもどすことは容易ではありません。

中心軸が消失した状態を抗重力筋が引っぱりあう結果、筋肉の血流障害、神経の圧迫、胸部の狭窄、膝関節への負担など、姿勢を原因とする病気になってしまいます。また、顔の歪みも引き起こします。

良い姿勢と悪い姿勢の見分け方

良い姿勢と悪い姿勢は簡単に判別できます。

①立ち姿勢を、正面または背面から観察します。

○ 頭、骨盤、両足の中心を通る直線ができていれば、良い姿勢。

体の右左の抗重力筋が、左右同じ力で引っぱりあいをしている状態です。

× 直線ができていない場合は、悪い姿勢。

頭が左右どちらかに傾いている、ずれている、あるいは肩や骨盤の高さが左右で違っていたりして、体の中心を通る直線ができていない場合です。左右の抗重力筋がアンバランスな引っぱりあいをしている状態です。

②立ち姿勢を左右どちらかの側面から観察します。

○　頭、骨盤、足裏の中心を通る直線ができていれば、良い姿勢。

×　直線ができていなければ、悪い姿勢。

頭が前へ出ていたり、骨盤の位置が下を向いていたりするので、体の中心を通る直線ができていません。体の抗重力筋が左右でアンバランスな引っぱりあいをしている状態です。

良い姿勢では、正面または背面から観察しても側面から観察しても、頭、骨盤、両足の中心を通る直線ができています。

良い姿勢は、中心軸と振動軸が一致します。このような骨格の人は健康体であり、エネルギッシュで精神が安定しています。

正しい姿勢＝体に中心軸がある＝基本姿勢＝中心軸と振動軸が一致している＝骨格構造が正しい、はいずれも同意語と考えてください。

体の振動の発信源は顎の付近であり、僧帽筋をはじめとする頭を支える筋肉が振動して正しい頭の位置が記憶されます。そして、頭蓋骨や顎、背骨や鎖骨などが正しい位置に収まり、肩の位置や角度、背骨の湾曲なども正しく収まり記憶されます。これが正しい骨格構造です。

理想は「マッスルエナジー」の高い状態

頭や骨盤、足裏が同一線上にそろった中心軸のある立ち姿勢は、重力ともっともバランスがとれているため、抗重力筋がゆるんでいる状態となります。また、頭などが同一線上にそろった状態で引っぱりあうため、振動軸は中心軸と重なり、体がぶれにくい状態となります。

この状態こそが、抗重力筋の「マッスルエナジー」がもっとも高い状態です。五感が研ぎ澄まされ、精神を集中させやすい状態です。

抗重力筋のマッスルエナジーが高まっていると、体を押しても引いても倒れにくい状態となります。このような状態は、体がコマのように振動している、下腹部のヘソの下にあたる丹田《たんでん》に力が入っている、あるいは気が出ているなどといわれます。

逆に中心軸が失われていると重力とのバランスが悪くなり、特定の抗重力筋を収縮させて体を立て直し続けなければなりません。そのため、立っているだけでも体に力が入り、疲れやすい状態になっています。これは、マッスルエナジーが低下している状態です。

本来、人間は中心軸のある体に成長するようになっています。また、中心軸を持った姿勢から体位を変化させたり、動いたりして骨格構造を変化させるようにつくられています。そのため、中心軸のある体に成長すれば、年齢を重ねても健康的に歩ける生活を送ることができます。

中心軸の消失は体の歪みのサイン

正しい骨格構造は、すべての骨、関節、内臓や器官が正しい位置に収まることでできしかり上がります。体のすべての機能がもっとも効率的に働き、若々しく見えます。

ここで重要なのは、①正面または背面の立ち姿勢だけがまちがっている、あるいは②側面の立ち姿勢だけがまちがっている、ということは絶対にあり得ないということです。①がまちがっていれば②もまちがっています。同じように、②がまちがっていれば①もまちがっています。

理由は、不安定で重い頭を支えるため、体のどこかが右か左に傾いたりずれたりすると、重力とのバランスが崩れるので、それを修正しようと体が回転するからです。そうすることで左右のずれが縮小され、バランスを改善します。

したがって、中心軸が消失しているのは体が回転していることなのです。また、この体の回転はどこか一ヶ所だけに生じるものではなく、あちこちに生じます。

中心軸が消失すると、もう一つの特徴があらわれます。頭の位置が中心線からはずれてしまうのです。

歯と体の歪みの関係

今までの話が歯とどのような関係にあり、病気、体の痛み、美容とどうつながっているのでしょうか。赤ちゃんが大人へと成長する過程で、どのようにして中心軸を身につけるかということに、その答えが隠されています。

本来、人間は中心軸をつくるように、また体が歪んでも中心軸を思い出すように設計されています。

生まれてきたとき赤ちゃんは頭の大きさが1で、体の大きさが3という比率の三頭身です。しかも、筋肉や骨が発育していないため、立つことはできません。

赤ちゃんが生まれて最初にすることは呼吸です。次に母乳やミルクを飲みます。飲み物を飲むのに大人は何の苦労もしませんが、赤ちゃんは、大人とは違います。顎の筋肉、つまり口を閉じる筋肉が未発達だからです。

そのため母乳やミルクを吸うには、顎の筋肉以外に顔や頬、舌の筋肉も動かす必要があり、大変なエネルギーを求められます。

顎の筋肉が発達してくると離乳食へと移行し、やがて硬さのある食べ物を食べられるようになります。同時に、歯が生えていなくても、噛むことを覚えます。これは顎の中に隠れている歯を刺激しながら、顎の筋肉を鍛えているのです。

赤ちゃんのハイハイは二足歩行の準備

生まれたばかりの赤ちゃんは背中がアルファベットのCの字のような形をしていますが、頸椎や腰椎には大人のような湾曲がありません。

赤ちゃんを腹ばいにしておくと頭を持ち上げようとしますが、このときに使っているのが僧帽筋をはじめとする頭を支える筋肉です。頭を何度も上げ下げすることで、これらの筋肉が鍛えられ、首がすわってきます。

首がすわってくると、背骨に負担をかけずに頭を支えられるよう、頸椎に前湾曲がつき始めます。そして、四つんばいで動き始めます。

このいわゆるハイハイは、頭を上げ続けなければ動き回れないので頭を支える筋肉が鍛えられ、同時に手足の筋肉、背中や腹の筋肉も鍛えられ、二足歩行をするための準備が進められます。

しかし、頭を支える筋肉が鍛えられても、抗重力筋が体を引っぱりあって体を立たせることはまだ学習していません。

個人差はありますが、よちよち歩きを開始するのは一歳頃です。この頃の体に占める頭の比率はかなり大きく、まだ立てる状態ではありません。よちよち歩きを始めること自体が不思議ですが、それは乳歯列が歩行メカニズムを学習する役割を担っていることと深く関係しているのです。

第二章

乳歯列、永久歯列に隠された秘密

乳歯列と永久歯列、それぞれの特徴

大人の歯は片側に七本ずつ、合計二八本、親不知を入れると三二本あります。一方、子どもは片側に五本ずつの、計二〇本です。

子どものときに生える乳歯列と、永久歯列ではさまざまなちがいがあります。

永久歯列の咬み合わせは上の前歯が下の前歯に覆い被さっています。顎を前へ出すと前歯と前歯が突っかかってしまいます。

ところが、乳歯列は前歯がぴったり咬み合っているため、顎をそのまま前へ出すことができます。上の前歯が下に覆い被さっている乳歯列もありますが、顎をそのまま前へ出すことができます。

永久歯の上の歯列のカーブを観察すると、奥歯から前歯にかけて弓なりに反っています。これを、スピーカーブといいます。ところが、乳歯列にはカーブがありません。

永久歯列の模型をテーブルに乗せたとします。奥歯を接触させると前歯が浮き、前歯を接触させると奥歯が浮きます。しかし、乳歯列の模型は、前歯から奥歯まで全部が接

永久歯列と乳歯列のカーブのちがい

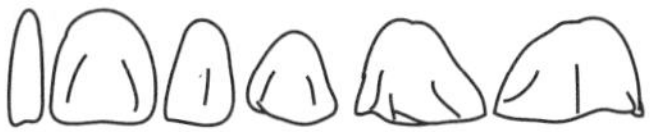

乳歯列

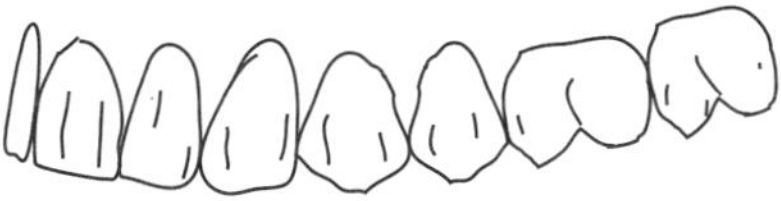

永久歯列

触します。

永久歯列では、顎を右に動かしたときは左にスペースができ、左に動かしたときは右にスペースができます。また、永久歯列の犬歯は顎の動く方向を制限します。

一方、乳歯列は顎を左右に動かすと、すべての歯が接触したまま動きます。顎を右に動かしても左に動かしてもスペースはできません。子どもの乳犬歯は顎の動く方向を制限しません。

試しに、顎を動かしてみてください。大人の顎は上下の歯を接触させたままの状態では、前歯と犬歯が顎の動く方向を制限しているため、水平方向には動かせないはずです。しかし、少し口を開けて顎を前に出すと両奥歯、右に動かすと左半分の歯列、左に動かすと右半分の歯列が咬み合わなくなり、スペースができます。

乳歯列のジャイロ機能

赤ちゃんは、生後七ヶ月ほどで乳前歯が生えてくると乳前歯で噛むようになり、やがて乳前歯を支点に顎を左右に動かすことを覚えます。

一歳になると乳歯の数も多くなって歩き始め、二歳で乳歯列ができあがると本格的に歩行を始めます。しかし、揺れる体を抗重力筋が引っぱりあい、最初はよちよちと左右に振れながら歩きます。大人と同じように歩いたり、体を動かしたりすることはできません。

大人は噛んだまま顎を水平方向に動かすことはできませんが、幼児は動かすことができます。口を閉じる左右の筋肉を同じ力で緊張させることも、右だけ、あるいは左だけを緊張させることもできます。頭を支える左右の筋肉（僧帽筋など）も微妙な力加減で緊張させられるので、頭の位置をまっすぐに修正することができます。

このようにして、頭の位置を体の中心に保つことを「ジャイロ機能」といいます。

ちなみに、永久歯列は左右どちらかに顎を動かすと、動かした側とは反対側にスペースができてしまうため、ジャイロ機能は消失しています。

乳歯列の咬み合わせには、体がバランスを崩しそうになると、歯をぎしぎしと噛んだまま顎を水平方向に動かし、顎の位置をまっすぐに修正するジャイロ機能が働くのです。

歯が生えるのは歩行の準備

このような観点から考えると、乳歯と永久歯の形や硬さがなぜ違うのかがわかります。乳歯列は顎を水平方向に動かせるように、永久歯列より柔らかくできています。柔らかくできている理由は、もう一つあります。咬み合わせ面がより早く平らになるよう、歯がすり減りやすくなっているのです。ジャイロ機能を充実させるためです。

一方、乳歯列の奥歯の根が永久歯のそれより横に広がっている理由は、顎を水平方向に動かしたときに骨や筋肉に刺激をしっかり伝えるためです。

どのようにしてジャイロ機能を学習し、ジャイロ機能が働きだし、大人へ成長していくのかを、歯と体の観点から考えてみます。

赤ちゃんが二足で立って歩けるようになるには、歩こうとする本能、頭を支えるための背骨の湾曲、乳歯列の完成が必要です。

生後間もない赤ちゃんの足を地面に近づけると、無意識のうちに足を交互に動かそうとします。この行為を原始歩行といい、すでに二足で立って歩きたいという本能が備わっている証です。

赤ちゃんの背骨はまっすぐで、大人のような湾曲がありません。四～五ヶ月で首がすわり、七～八ヶ月でお座りができるようになります。お座りができる頃には、頸椎に前湾曲ができ、頭を支えるショックアブソーバーとなります。その後ハイハイをし、一歳頃には腰椎にも湾曲ができて、ショックアブソーバーが追加されます。まっすぐだった赤ちゃんの背骨は、一歳頃には首と腰に湾曲が付き始めます。

歯はどうなるかというと、生後六～七ヶ月で下の乳前歯が生え始め、一歳で上下の乳前歯が四本ずつ生えそろいます。上顎の乳臼歯は二～三歳頃には生えそろいます。乳前歯が生えてくると、噛むことで顎の筋肉がさらに鍛えられます。こうして歩行の準備が完了します。

最初は物につかまって歩き、やがてよちよちと歩きだします。歩く速さはゆっくりで、体や頭が左右に揺れていますが、乳前歯をすり合わせると頭の位置が安定することを覚えます。顎の筋肉と僧帽筋が緊張しあい、頭のふらつきがなくなるのです。

歩行を学ぶプロセス

人間は一歳から六歳頃までに、歩行と姿勢の保ち方を習得します。子どもがうまく歩けるようになるのは二歳頃からです。この頃になると、すべての乳歯が生えそろい、歯をギシギシさせ、頭の位置を調整するジャイロ機能を使い始めます。

しかし、より速く、長時間歩こうとすると、バランスを崩して転びそうになります。こうした経験を通じて、どのように歯をギシギシさせればスムーズに立ったり、歩いたりできるかを理解し、ジャイロ機能を上手に使うことを身につけます。

ジャイロ機能を使って頭の位置を調整することで、長い時間立っていたり歩いたりできるようになると、体全体の抗重力筋が体をまっすぐに立たせることを学習します。この頃はまだ中心軸はできていませんが、正しい姿勢を覚えようとします。

三歳以上になると、体の可動範囲が大きくなり、揺れようとする体を今まで以上に支えなければいけません。

頸椎と腰椎の湾曲がしっかりしてきますが、より激しく歯をギシギシさせ、顎を左右前後に動かします。この頃から、乳歯は急速にすり減ります。口を閉じる顎の筋肉と頭を支える筋肉に、今まで以上に細かく引っぱりあいをさせるためです。ジャイロ機能をフル活用する時期です。

ジャイロ機能により頭を体の中心に据えて歩くことを「ジャイロウォーク」といいます。

小学校入学前の幼児が、ちょこまかちょこまかせわしなく動くのは、ジャイロウォークで正しい姿勢を記憶しようとしているためです。

乳歯列の最終時期になる六歳頃になると、すべての乳歯がすり減って噛み合う部分がほとんど平らになっています。こうして、次のステップへ移っていきます。

六歳頃までジャイロウォークを続けることで、体は重力と一番バランスのとりやすい状態を探しあてます。頭、骨盤、足裏が一直線上にそろうと、重力とのバランスがもっとも良いので長時間立っていても疲れにくくなります。これが中心軸のある状態です。中心軸ができるとその状態を抗重力筋が記憶します。姿勢や歩行が安定するのでジャイロウォークは不要になります。

また、乳歯列も不要となり、歯も生えかわります。六歳くらいになると下顎の第二乳臼歯の奥に、六歳臼歯と呼ばれる永久歯の6番が生えてきます。

永久歯が生えると運動能力が向上

乳歯はＡＢＣというアルファベットで表しますが、永久歯は、前歯が1番から3番、奥歯は6番、7番といったように数字で表記します。六歳臼歯が生えてくると、前歯は永久歯に生えかわります。最初に下のＡＡが永久歯の11に生えかわり、八歳ぐらいになると上下のＢＡＡＢが永久歯の2112に生えかわります。

その後、一二歳頃に乳犬歯が永久歯の犬歯に生えかわり、すべての永久歯が生えそろいます。

永久歯の犬歯が生えそろうと、顎の左右方向の運動が制限され、水平運動はできなくなります。犬歯が最後に生えかわるのは、このためです。

乳歯と永久歯が混在している時期は、顎の動きが水平方向から垂直方向に少しずつ移行する期間です。完全に大人の咬み合わせになれば、乳歯列によるジャイロウォークとはお別れです。

この頃、体にも変化があらわれます。乳歯が永久歯に生えかわると、運動能力が少しずつ向上して手先が器用になり、マッスルエナジーが高まります。

幼年期は体の揺れが大きいため、立っていると重心が足裏のあちこちに移動していたのですが、この時期になると左右の足裏で体重を均等に支えられるようになります。抗重力筋が良い立ち姿勢を記憶し始めたということです。

乳歯列と永久歯列のちがいは咬み合わせ

乳歯列と永久歯列の決定的なちがいは、咬み合わせです。すべての永久歯は一二～一三歳頃に生えそろいますが、これで咬み合わせが完成したわけではありません。咬み合わせが完成するのは二〇歳くらいです。

歯茎より上へ出ている白い部分を歯冠《しかん》、歯茎より下の根の部分を歯根と呼びます。上の歯は下へ、下の歯は上へ伸びていきます。これは歯根の成長によるものです。

永久歯の歯冠部分は子どもの頃にはできあがっていて、内部には歯の神経となる歯髄《しずい》がありますが、歯根はまだ完成していません。歯髄から養分を得て歯根が成長し、歯が生えてきます。上顎と下顎の骨は、体の成長ホルモンと咀嚼《そしゃく》の刺激により成長します。

永久歯が生えてくると、咀嚼による刺激が歯根へと伝わります。そのため、両方の顎でよく嚙んで食事をすると、歯根と顎の骨を適度に刺激するので、左右対称の成長を促します。顎の成長が悪いと、歯の並ぶスペースが十分にないために歯並びが悪くなってしまいます。

生えてきたばかりの永久歯を観察すると、先端部分がギザギザの山状に尖《とが》っています。前には小さな山が三つあります。しかし、二〇歳頃には平らになります。

生えてきたばかりの犬歯も先端が尖っていますが、やはり二〇歳頃になるとカッターナイフで先端を切りそろえたように平らになります。小臼歯と大臼歯も咬頭《こうとう》という山状に尖った部分が丸くなります。

永久歯は非常にゆっくりとすり減りますが、生えてきたばかりの永久歯の先端部分だけは短期間ですり減ります。短期間ですり減るのは、それなりの理由があります。

生えかわったばかりの永久歯の先端が山状になっているのは、嚙むと先端が引っかかるためです。引っかかることで、上下の歯が定位置に誘導されるのです。

たとえば、上の前歯の裏側はスプーン状にえぐれています。そこに下の前歯が引っかかり、定位置に誘導されます。このようにして、歯は左右対称に並びます。

レゴというブロックのおもちゃは、凸の部分が凹の部分に収まると、左右対称の形をつくることができます。歯はこのレゴと同じと考えてください。小臼歯や臼歯はそれぞれにある山状の部分と谷状にくぼんだ部分が、機械の歯車のように嚙みあいます。嚙むと山状の部分が谷の部分にはまり、各々の歯が定位置に収まります。

美しい歯並びをつくる自然矯正力

正しい食事は自然矯正力として働きます。

よく咀嚼すると、顎の正しい成長を促し、歯の向きや位置を整え、歯根をしっかり成長させます。これが自然矯正力です。

自然矯正力によって歯が定位置に並ぶと、微調整され、完成へと近づきます。また、正しい食事を続けていると歯の隙間もなくなり、山状の部分が谷の部分にぴったりはまります。やがて山状の部分がすり減って平らになります。

山状の部分が残ったままであれば、歯をすりあわせたときにギクシャクするため、食事をするにも不都合です。また、小臼歯や大臼歯は山状の部分がなくなると、谷状にくぼんだ部分との間に少しスペースができ、食物をすりつぶしやすくなります。顎をずらしやすいよう遊びの部分がつくられたことにもなります。

ほんの少し体位が変化しただけで、頭の位置や咬み合わせは変わります。そのたびに歯と歯が接触したのでは、日常生活に不便をきたします。そのため、遊びの部分がつくられるのです。スムーズに運転できるよう乗用車のハンドルにわずかの遊びをつけているのと同じです。

正しい食事が正しい咬み合わせをつくる

正しい食事をするためには、いくつかの注意点があります。たとえば次の三点です。

①よく咀嚼する

咀嚼する回数が大切です。噛みきれないほど硬い物を食べなさいという意味ではありません。すべての歯で左右均等に噛むと、顎の筋肉も同じ力で運動し、頭を支える筋肉群も同じバランスで収縮と弛緩を繰り返します。そうすることで、歯根と顎の骨が左右バランス良く刺激されます。

適度な咀嚼は消化しやすくすることでもあるのですが、顎の筋肉をバランスよく運動させることから、抗重力筋や頭を支える筋肉のバランスを保ちます。

一回の食事での咀嚼回数は、弥生時代が約四〇〇〇回、鎌倉時代で約二五〇〇回、江戸時代で約一五〇〇回、戦前で約一四〇〇回というデータがあります。しかし戦後、食生活が欧米化するにつれて少なくなり、現在では五〇〇回から六〇〇回程度にまで減少しているようです。

野菜類は繊維を多く含むため、両方の顎でよく噛まないと細かくならず、咀嚼回数が増えます。小魚も同様です。リンゴは皮付きのまま食べると咀嚼回数が増えます。

欧米人の歯冠は小さくて先端が鋭利なため、肉食に適し、日本人の歯冠は大きくて先端が鈍角なため、魚や野菜などが多い日本食に適しているといえます。しかも、日本食は咀嚼回数が増えるので、顎の筋肉や頭を支えている筋肉をバランスよく適度な力で運動させます。

②頭をまっすぐにして姿勢を正す

食事をするときの姿勢も重要です。椅子に深く腰かけると骨盤が平行になり背骨もまっすぐに伸び、頭の位置が正しくなります。この状態で咀嚼すれば、歯と顎に正しい力が加わります。昔から食事のときは姿勢を良くしなさい、姿勢を崩すと行儀が悪いといわれたのは、こういった理由からです。

立ち食いそばを食べている客は体を曲げている人が多いようです。頭を傾け、骨盤をずらした状態で食事をすると、咬み合わせがずれたまま咀嚼することになります。傾いた側の顎でばかり噛むので、片噛みが習慣化してしまうことがあります。

正しい咀嚼とは、正しい頭の位置、正しい顎の位置でゆっくり食事をすることであり、正しい姿勢での食事は正しい咬み合わせをつくる第一歩です。

③ストレスをためない

イライラしたり、思いつめたり、心配事を抱え込んだりすると、僧帽筋や顎の筋肉が収縮します。また、顎が運動する方向に偏りができ、正しい咬み合わせにならないばかりか、中心軸まで失ってしまいます。

咬み合わせが記憶する正しい姿勢

正しい頭の位置と角度を永久歯列の咬み合わせが記憶すれば、中心軸のあるまっすぐな姿勢ができあがります。逆にいうと、乳歯から永久歯へ生えかわる時期に、体に中心軸がなければ、正しい咬み合わせ面はできあがりません。

ただし、正しい咬み合わせとは、歯の接触状況と滑り具合を意味することであり、歯並びがきれいということではありません。

中心軸のある姿勢は、頭蓋から足まですべての骨格が一直線上にそろうので、それぞれの骨格は左右同じ角度へ運動します。顎の骨格も同様に、永久歯列のアーチ状に湾曲した咬み合わせ面に沿って動きます。

頭の位置が変われば咬み合わせも変化する

頭の位置が変化すると、咬み合わせはどのように変化するのでしょうか。

椅子に深く座ってください。骨盤が地面と平行になるように腰かけ、背筋を伸ばすと、頭の位置と角度が正されます。咬み合わせは、まっすぐ立っているときと一致します。これが、頭の位置と角度を記憶した咬み合わせです。

椅子に座ったまま、ゆっくり下を向きます。すると、前歯だけが当たります。首を後に倒すと奥歯だけが当たります。右に頭を傾けると右の歯だけ、左に頭を傾けると左の歯だけが当たります。

下顎をほんの少し前へ出すと、前歯だけが接触します。元にもどすと、上下の歯はすべて接触します。

首を動かすためには、頭蓋と顎にくっついている複数の筋肉が伸びたり縮んだりしなければなりません。しかも、筋肉が伸び縮みするには、顎が前や斜めや横方向に動かなければなりません。

このように頭の位置が変化すれば、咬み合わせもおのずと変化します。

正しい咬み合わせの調べ方

正しい骨格構造ができれば、年齢とともに体形が変化しても、正しい咬み合わせは維持されます。

自分の咬み合わせが正しいかどうかを調べてみましょう。

体をまっすぐにして立つか、椅子に深く座って姿勢を正し、リラックスします。このとき、口の中を意識すると、上下の歯の間にいくぶん隙間が保たれているはずです。

そのままゆっくりと歯を噛んでみます。ほとんど同時にすべての歯が接触すれば問題ありません。何度か咬み合わせ、カンカンという音が一つであれば正しい咬み合わせです。

もし、どこかの歯が突出していたり、顎が回転していたりすると、特定の歯が最初に接触するので、何度か噛むとガシャガシャという音がします。

こうした音がするのは、頭の位置がずれ、姿勢が歪んでいる証です。

もし奥歯が最初に接触するなら、すべての歯を咬み合わせるには頭を上げて、ずらすしかありません。

また、椅子に深く座ったまま軽く歯を噛み、顎を右に動かしたり左に動かしたりして、左右の奥歯の大臼歯が最初に少しでもぶつかれば、頭が右か左に傾いたり、回転してしまう咬み合わせです。そうしなければ、すべての歯がぴったりと接触しないからです。

まちがっている咬み合わせは、頭の位置と角度を狂わせてしまいます。これが姿勢の歪みにつながると、長時間立ち続けることができなくなります。たとえ、成長期に正しい咬み合わせがつくられても、体に負担がかかるとまちがった咬み合わせになってしまいます。歪んだ姿勢↓頭の位置がずれる↓顎がずれる↓まちがった咬み合わせ、というプロセスを辿ることになります。

頭や顎の構造がもたらす咬み合わせの変化

ここまでの説明で、次のことが理解できます。

①姿勢（体位）が変化すると、頭の位置や下顎の位置が変化するため、咬み合わせも変化する。
②咬み合わせが変化すると、頭の位置や姿勢が変化する。

では、咬み合わせ面は、どのように計算されているのでしょうか。

人間以外の哺乳類は、地面に対し背骨が平行の四本足で生活しています。彼らは頭蓋に顎が固定されているため、顎の関節は蝶つがいのように開閉します。

しかし、私たち人間は、地面に対し背骨が垂直の二本足で生活しています。頭蓋に顎がブランコのようにぶらさがっているため、顎の関節が少しはずれながら開閉します。姿勢とともに頭の位置や下顎の位置が変化するのは、二本足での生活を可能にする特殊構造ともいえます。

一方で、首はどのようにして曲がるのでしょうか。

首は七つの骨からなる頸椎でできています。頭の位置を変えるためには、これが傾斜したり回転したりしなければなりません。頸椎が動くことで、首を前後に倒したり左右に向けたりできるのです。

しかし、七つの骨すべてが同じように動くわけではありません。

一番め（１番）と二番め（２番）の間の可動域は大きく、ほかの部分の可動域は小さいという特徴があります。１番はＯのような形をしていて、頭蓋骨（後頭骨）に付着しています。Ｏの穴の部分に２番の突起が入り込んでいます。この突起は歯突起《しとつき》と呼ばれ、この２番で頭の位置と角度を変えられる仕組みになっています。２番以外の頸椎は、すべて積み木のように重なっていて、可動域は大きくありません。

第二頸椎を通る正しい咬み合わせ面

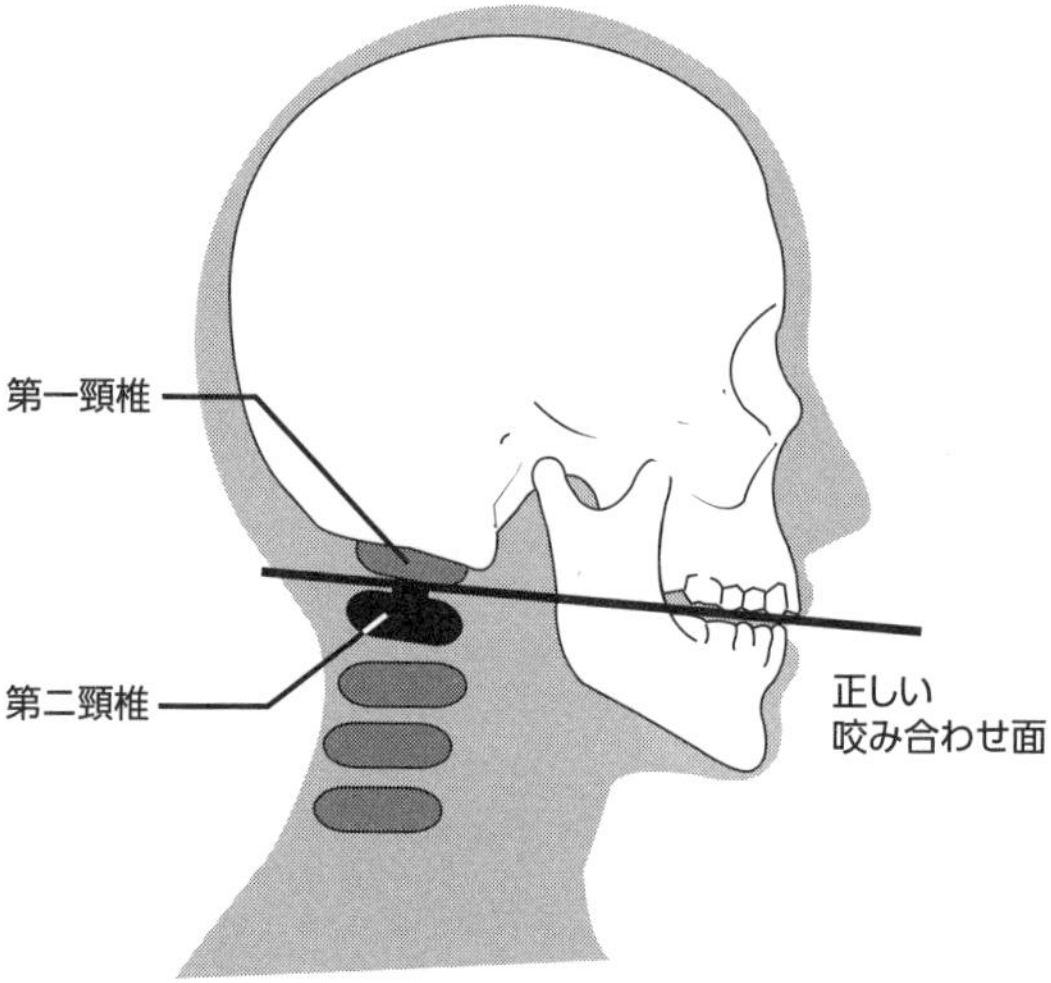

第一頸椎と第二頸椎の間の可動範囲は広い。正しい咬み合わせ面はこの付近を通過する

パックマンというテレビゲームがありました。パックマンは、斜めに切った上の半円が頭蓋（頭のてっぺんから上の歯列まで）で、下の半円が顎です。

パックマンを横から見ると、上と下の半円の間が口となります。半円がくっついている部分（■印）を軸として開閉します。■印が顎の関節に相当します。

サルやゴリラと同じ構造です。ゴリラなどは顎の関節が蝶つ

パックマンと人間の顎

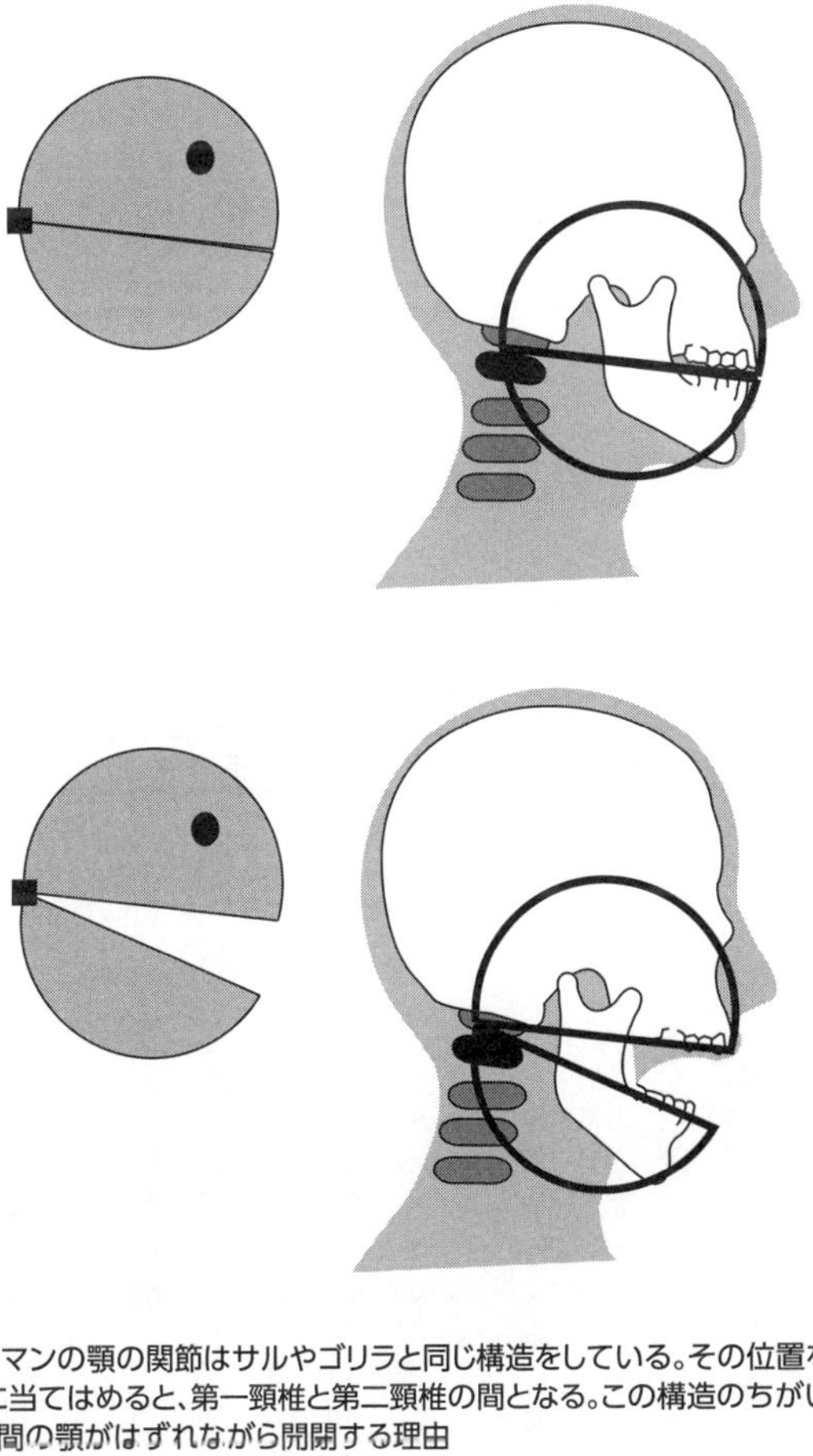

パックマンの顎の関節はサルやゴリラと同じ構造をしている。その位置を人間に当てはめると、第一頸椎と第二頸椎の間となる。この構造のちがいが、人間の顎がはずれながら開閉する理由

人間と、サルやゴリラの顎の違い

サルやゴリラの顎

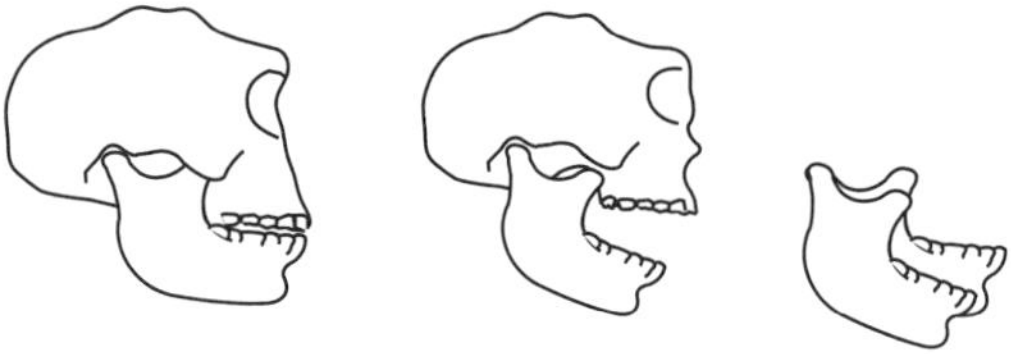

人間の顎

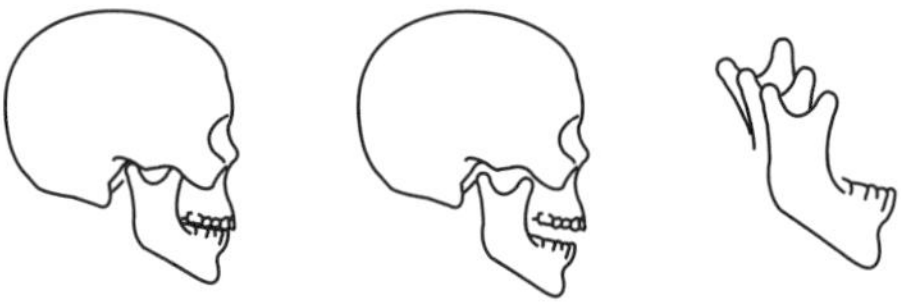

サルやゴリラの顎の関節は蝶つがいのように開閉するが、人間の顎ははずれながら開閉する

がいになっているため、関節を中心にパックマンのように口が開閉します。これに対して人間は、2番の頸椎と上下の前歯が接触する点を結んだ線を起点として、顎がはずれるように開閉します。このときの起点となる線が正しい咬み合わせ面となります。86、87ページの図です。

もし、2番の頸椎以外に咬み合わせ面の線が引かれたなら、それはまちがった咬み合わせです。可動範囲の小さい頸椎部分を無理に動かしてしまうことになるからです。

可動範囲の小さい頸椎部分を無理に動かそうとすると、首に負担がかかり、頭の位置がずれたり歯に異常な力がかかったりします。

そうなると、首が痛くなったり、骨格構造に変化が生じたり、うまく噛めない、入れ歯の具合が悪い、ブリッジが壊れる、といったことが起きます。

正しい咬み合わせ面はどうやってできるのか

正しい咬み合わせ面は、最初に生えてくる乳前歯の先端と二番目の頸椎とを結んだ線上に予定されます。

上の前歯が生え、下の乳前歯の先端に接触すると、その接触部分と二番目の頸椎とを結んだ線上に正しい咬み合わせ面が決定されます。この面に対して上下すべての乳歯が生えそろえば、歯列は平面になります。運動をしたり物を噛んだりすることで、咬み合わせ面はより正確な位置へ誘導されます。

また、乳歯列では、ジャイロウォークにより左右の歯にかかる力が等しくなります。

この作用で、咬み合わせ面は左右同じ高さに成長します。

生涯変化しない咬み合わせ面の黄金率

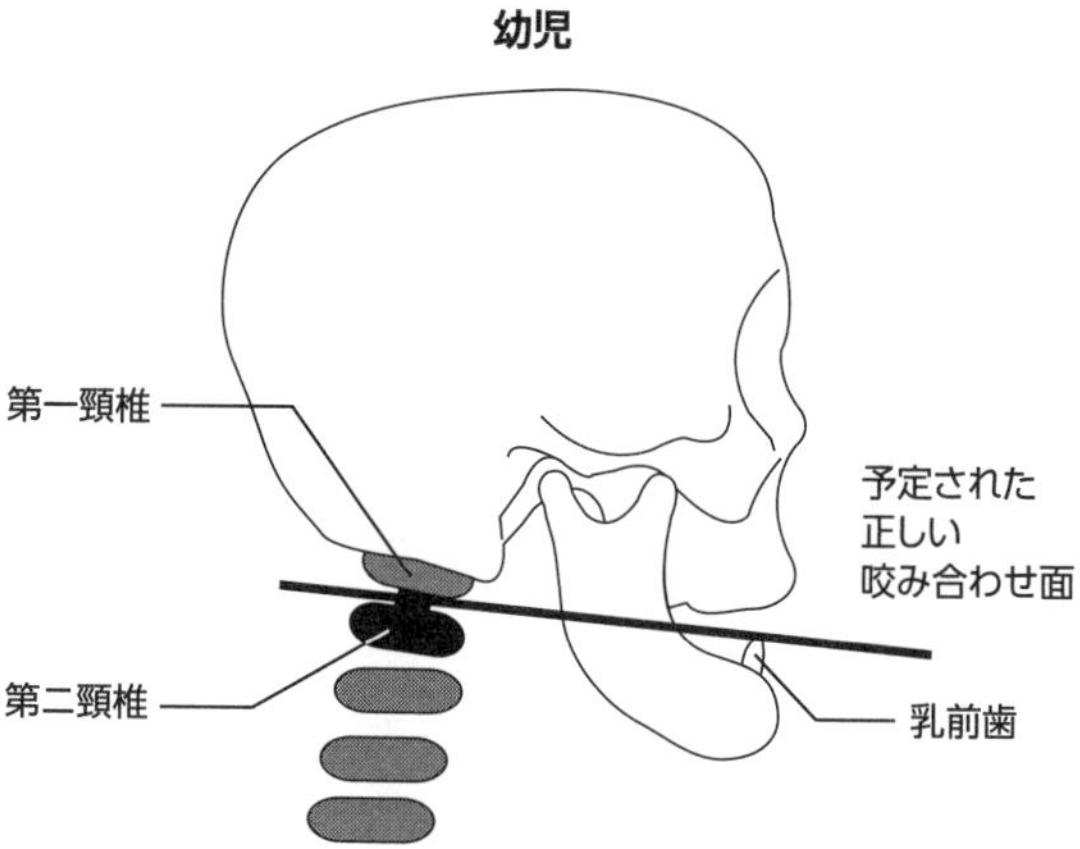

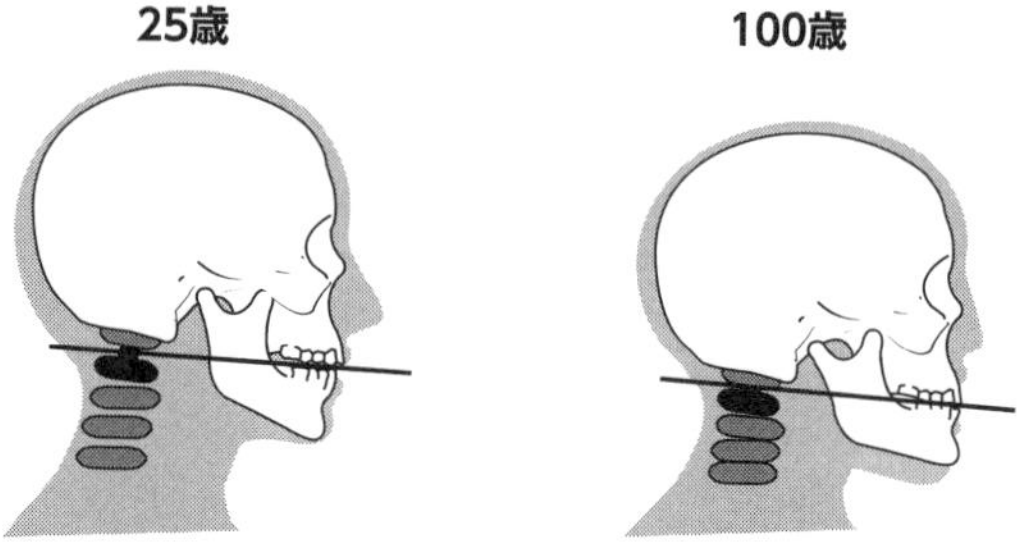

乳歯列で完成した正しい咬み合わせ面は、大人になっても年老いても変化しません。咬み合わせ面から引いた線は常に第二頸椎を通るということです。これを「咬み合わせ面の黄金率」といいます。

咬み合わせ面の黄金率は変化しない

乳歯列の咬み合わせ面が平らなのに対し、永久歯列は緩やかにカーブしています。永久歯へ生えかわる時期は頭蓋や顎も成長しますが、乳歯列で決定された咬み合わせ面の黄金率は変化しません。歯を治療しても、年とともに歯がすり減っても、入れ歯になったとしても、黄金率は変化しないのです。

にっこり笑うと、奥歯に向かってきれいに生えそろった歯並びをしているモデルを見かけることがあります。誰が見ても美しいと感じる歯並びです。

このような歯並びは、黄金率にのっとった咬み合わせ面がもたらすものです。正しい咬み合わせは美容の源でもあるのです。

歯から生じる力の頭蓋骨への影響

ところで、歯を咬み合わせたときの力は、頭蓋骨にどのような影響を与えるのでしょうか。

頭蓋骨はひと塊のように思われていますが、実は複数の骨がジグソーパズルのようにつなげられているため、開いたり閉じたりします。

そのため、歯からまちがった力が生じると頭蓋骨の開閉を阻害してしまいます。脳や周囲に悪影響をおよぼします。

3対7という比率があります。上の歯が生えている上顎骨《じょうがくこつ》の硬さを3とすると、下顎《かがく》骨《こつ》は7となります。下顎骨からの衝撃を柔らかい上顎骨が吸収します。咀嚼という行為は、下の歯の圧力を上の歯が受け止めることなのです。

噛んだとき、一番大きな力を受ける歯は第一大臼歯で、次が第二大臼歯です。

図のように第一大臼歯や第二大臼歯は根の先が三つに開いていて、下から垂直にかか

歯冠と根の形

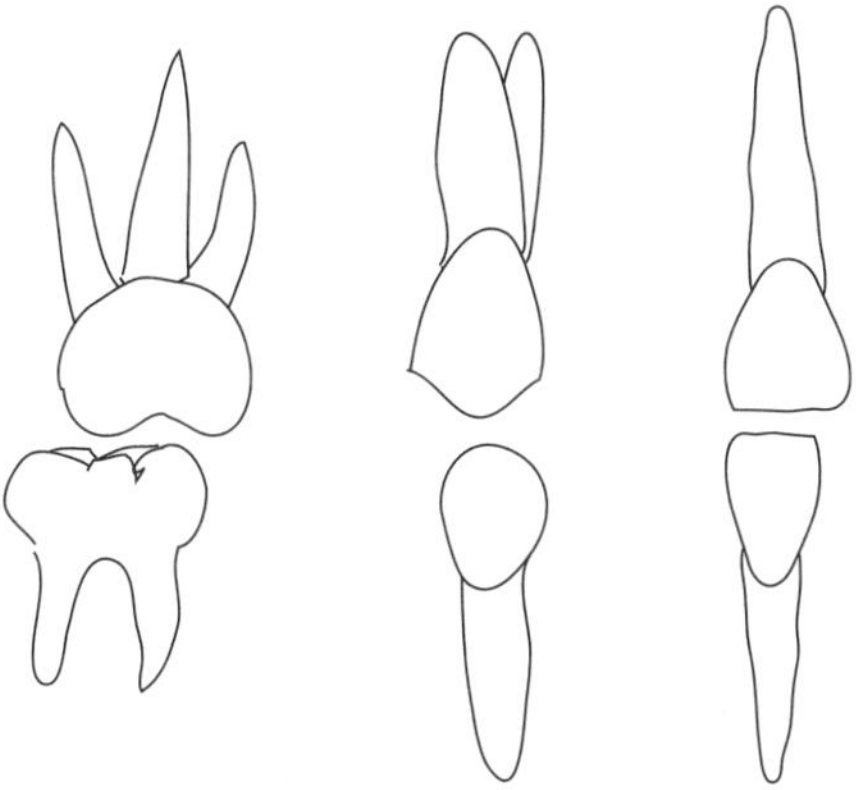

左から「大臼歯」「小臼歯」「前歯」

る力だけを受けるようになっています。

小臼歯部分の根の先は、二つに開いている場合とそうでない場合がありますが、前歯の根より少しずんぐりしていて、垂直と横からの力を受けられる構造になっています。

前歯の根は釘のように先が尖っているため、垂直の力には弱いものの、横からの力には強くなっています。小臼歯部分はこの中間です。

強く嚙んだり、歯ぎしりをしたり、あるいは下顎をなぐられたりすると、それ相応の力が歯根を通じて上顎骨に伝わります。しかし、頭蓋の空洞が緩衝材となり、脳へ直接、衝撃が伝わることを防ぎます。

これらの空洞が骨で満たされていれば、下の歯から上の歯に伝わった力は脳を直撃してしまいます。

頭の上に手を乗せて、歯をカチカチと嚙んでみてください。嚙んだ力は、ほとんど伝わってきません。鼻の付け根に指を置き、同じようにしてみます。今度は、力が伝わっていることがわかります。頭蓋の空洞や鼻腔《びこう》、目の下部の骨は、嚙んだ力を頭蓋骨に分散する役目も担っています。

一四本ある上の歯が下の歯とぶつかって発生した力は上顎骨に伝わり、さらに鼻腔、頭蓋の空洞の下部を通過して頭蓋骨を構成するすべての骨へと伝わり、最終的には後頭骨にも伝わって消滅します。

これが、歯から生じた衝撃が頭蓋骨全体へ伝わっていく仕組みです。

虫歯になるのは脳を守るため

硬いせんべいをかじったり、寝ているときに歯を食いしばったりしただけでも、頭には衝撃が伝わります。これを頭の中にある多数の空洞が吸収します。鼻には鼻腔という呼吸をするための空洞があり、鼻腔の上には上顎洞《じょうがくどう》という空洞があります。いずれも、力を吸収する役割を果たしています。

人間にとって一番大切なのは脳ですから、それを収容している頭には振動や衝撃が伝わりにくいよう、特別な備えができています。

たとえば、永久歯の表面はダイヤモンドのように硬くつくられていますが、歯の内部と歯根には少し弾力性があります。そして歯根と歯を支える骨との間には歯根膜というクッションの役目をする組織があります。歯で生じる振動や衝撃をここである程度、吸収するようにつくられているのです。

上の歯から頭に伝わる力は、歯↓歯根↓歯の植わっている骨↓頭蓋骨↓脳へという順で伝わるようになっています。

しかし、咬み合わせが悪くなり、歯から限度を超える力が頭に伝わろうとすると、歯が壊れます。虫歯になったり、歯がぐらついたりするのは、脳を守ろうとする作用なのです。

第三章 咬み合わせが引き起こす深刻な事態

脳を守る頭蓋骨の機能

ところで、頭はどれくらいがんじょうにできているのでしょうか。

頭は一五種類の骨でつくられています。その数は、側頭骨のように左右対称のものもあるため、全部で二三個になります。少しずつ動くようにつなげられていて、関節に似たような動きをし、外部からの衝撃を吸収したりやわらげたりします。

けれども、頭突きなどで脳が損傷しないのは、これらの骨が動くためだけではありません。

脳は、頭蓋骨の中にある、硬膜《こうまく》で包まれた脳脊髄液の中に浮かんでいるため、外からの衝撃を受けにくくなっているのです。

硬膜は、鰻のキモに似た形をしています。その中を脳脊髄液が循環し、脳や神経に栄養を与え、老廃物を取り除く新陳代謝を行っています。

また、睡眠と関わっている松果体《しょうかたい》のメラトニンや下垂体ホルモンを全身に運ぶという

脳をとりまく脳脊髄液

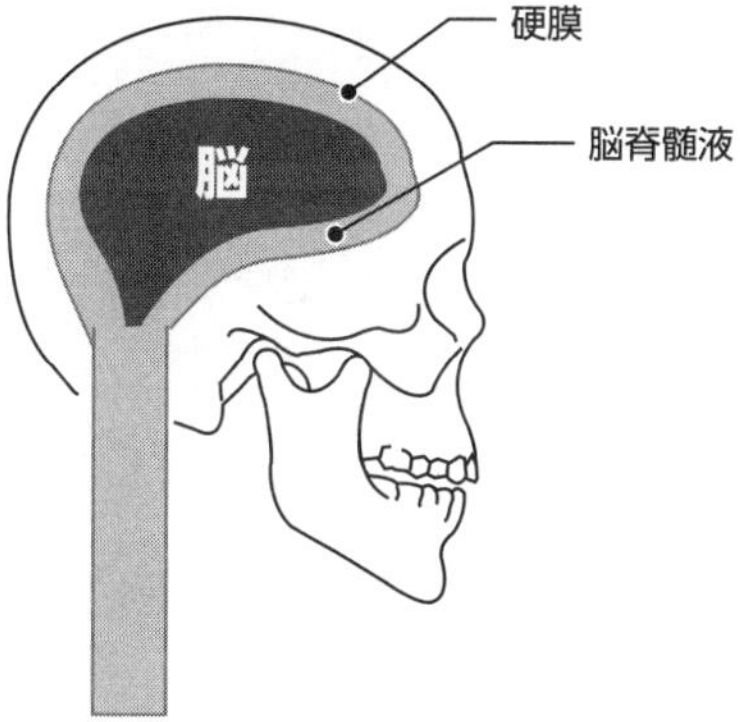

大切な役目を担っています。

脳脊髄液の循環するリズムが狂うと、新陳代謝がうまく行われず、脳神経細胞が衰弱したり、器官が正常に働かなくなったりします。

脳脊髄液も血液と同様に循環していますが、メカニズムが違います。循環させているのは、頭蓋骨と仙骨の開閉運動です。

頭蓋骨の開閉で、脳脊髄液は背骨を通って仙骨にたまります。仙骨が開閉すれば、背骨を通って頭蓋骨にたまります。これが脳脊髄液の循環のメカニズムです。

頭蓋骨の開閉運動は、最大で○・数ミリといった微細なものです。この微細な開閉運動は一分間に六回から一二回程度行われます。二〇代の男性の場合では通常八〜一二回。五回以下になると病気になるといわれ、三、四回まで低下すると深刻な症状を引き起こすといわれています。自律神経失調症やうつ状態を発症しやすくなります。

つまり、頭蓋骨の開閉運動は、人間にとってもっとも大切な自律神経の働きやホルモンバランスの調整、免疫機能をつかさどっているのです。

咀嚼により歯が受けた力は、ふつう上の歯から頭蓋へ適度な力として伝わる構造になっているので、頭蓋の開閉運動を阻害することはありません。しかし、限度を超える力が頭蓋に伝わると、頭蓋の開閉運動を妨げ、息がしづらいというような重篤な症状を引き起こします。

このような症状が出た場合は、頭蓋骨の歪みを取り、正常に運動できるようにしなければなりません。そのためには、頭蓋骨を調整するのが手っ取り早い方法なのですが、むやみに行うと、動かしてはいけない骨が動いてしまう危険性があります。メリットよりデメリットのほうが大きい場合があり、調整できる範囲は限られます。

もしもまちがった咬み合わせが原因で、頭蓋骨の開閉運動が妨げられているのなら、

脳脊髄液の循環システム

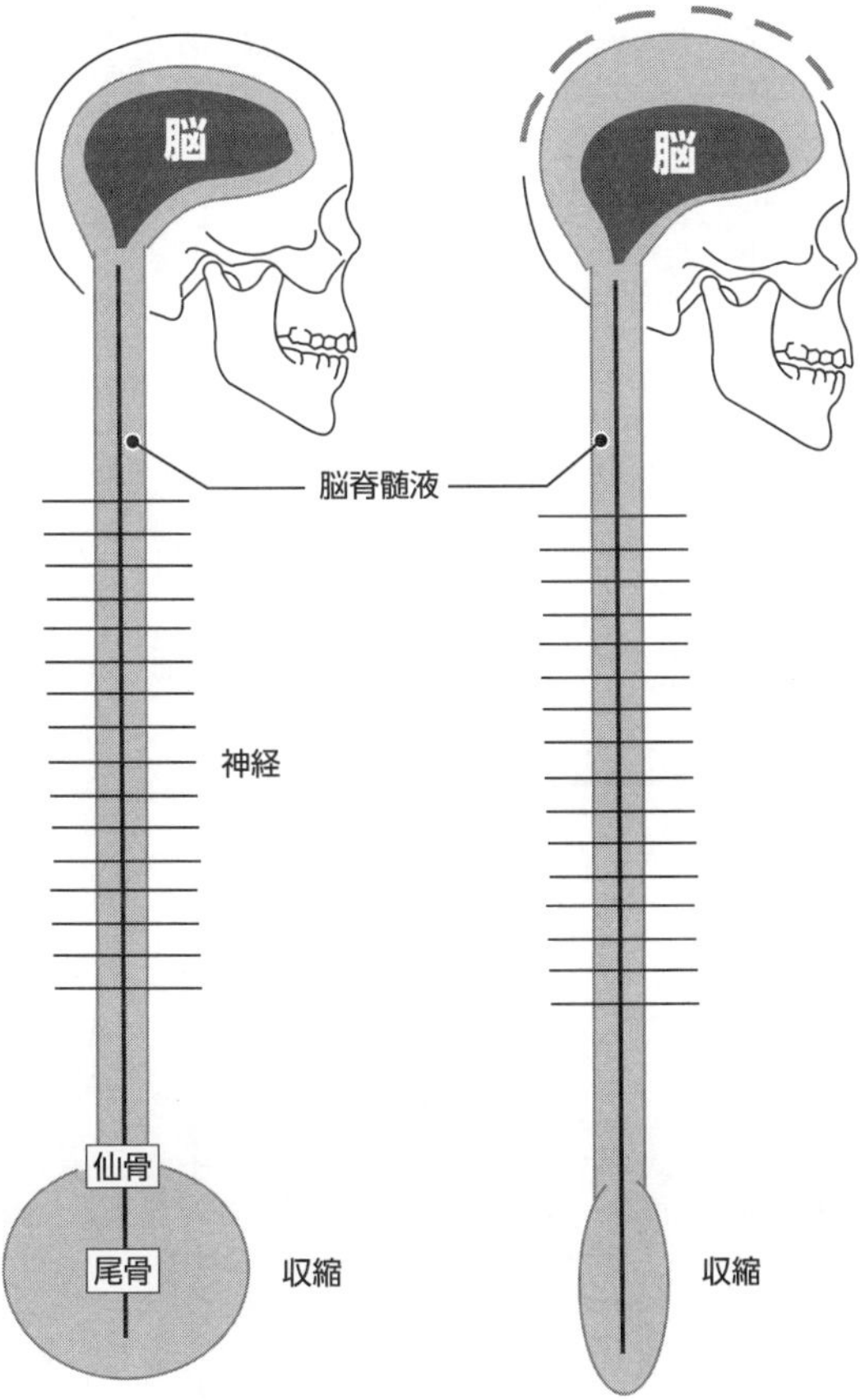

咬み合わせを正せば治療できます。

歯と、頭蓋骨の開閉運動の関係

歯があるとないとで、頭蓋骨の開閉運動のリズムが違ってきます。それにともない、健康状態にも差が出ます。

仮に、A子さん、B子さん、C子さんという八〇歳になる三つ子の姉妹がいたとします。

二〇歳までは身長、体重、歯並びが皆同じでしたが、それ以降、それぞれにちがった環境で過ごし、A子さんとB子さんは五〇歳のときにすべての歯をなくしました。以来、A子さんは歯茎で物を食べ、B子さんは入れ歯にして食事をとってきました。一方、C子さんは八〇歳になっても、自分の歯がすべてあります。

それぞれの健康状態がどうかというと、A子さんの腰は大きく曲がり、杖をつかなければ歩けません。認知症も患っています。B子さんは腰と膝に痛みがあるので外出はひかえ気味、少し物忘れがあります。C子さんは今でも元気に歩くことができ、物忘れもありません。

この違いは、頭蓋骨の重さに理由があります。C子さんが一番重く、続いてB子さん、A子さんの順です。頭蓋骨の大きさが変わったのではなく、骨密度や厚さが変化したのです。

A子さんは、歯からの刺激が頭蓋骨に伝わらなくなったので骨密度が低下し、その影響で頭蓋骨の開閉運動のリズムが狂い、体調不良や認知症を招いたといえます。

脳と脊髄液の循環を守る安全装置

食事をするときは、左右の顎を均等に動かすのが望ましいのですが、実際には右もしくは左の顎だけで食事をする人がほとんどのようです。

そのため、注意深く観察すると、よく噛む側の顔が短く見えます。これは、より多くの力がよく噛む側の骨にかかるためで、側頭骨が歪んで硬くなったのです。あまり噛まない側の顔が長く見えるのは、側頭骨に適正な力が働いていないことを意味します。

片方の顎に力が集中したため、側頭骨が歪んで硬くなるのは、脳に偏った力が働かないようにする安全装置です。上顎骨にアンバランスな強い力がかかり続けても、側頭骨の薄い部分と頭蓋の空洞部分を歪ませることで、頭蓋骨の開閉運動が損なわれないようにしているのです。

このように、脳を守り、脳脊髄液の循環を守るための安全装置はいくつもあります。

頭蓋骨の開閉運動が阻害されると虫歯になる

咬み合わせは、頭蓋骨のバランスにも大きく影響します。上顎骨、側頭骨や頭蓋内部の薄い骨が歪むことで、頭蓋骨の開閉運動を正常に保つよう設計されているのです。ですから、咬み合わせに短期間で大きなずれが生じると、頭蓋骨の動きを制限し、虫歯や歯周病になります。

口の中の菌として、よく知られているのが虫歯菌や歯周病菌ですが、菌とはいえ、これらは頭蓋骨の開閉運動の番人といえます。歯にブリッジや多数の被せ物をして虫歯とは縁を切ったと安心しても、頭蓋骨が開いたり閉じたりするシステムが阻害されると、虫歯菌が歯根のまわりの骨を溶かし、再び虫歯を引き起こします。歯から伝わる過剰な力をブロックしようとするのです。

インプラントも要注意

歯根には弾力があります。また、その周囲には歯根膜という繊維があるので、歯の受けた力がやわらいで骨に伝わるようになっています。

ところが、インプラントには弾力がなく、歯根膜もありません。インプラントは歯の受けた力をそのまま骨に伝えてしまうという重大な欠点を持っています。頭蓋骨の開閉運動を阻害するような異常な力がインプラントを植立している骨にかかると、物を嚙めないといった事態を引き起こします。

インプラントを数多く植立したら咀嚼しにくくなった、と感じている人がいるのではないでしょうか。これは、そうしたことが理由で、頭蓋骨の開閉運動を守る働きが作用しているのです。せっかくインプラントを入れたのに嚙めない、嚙みにくいという不幸な状態を招いているのです。

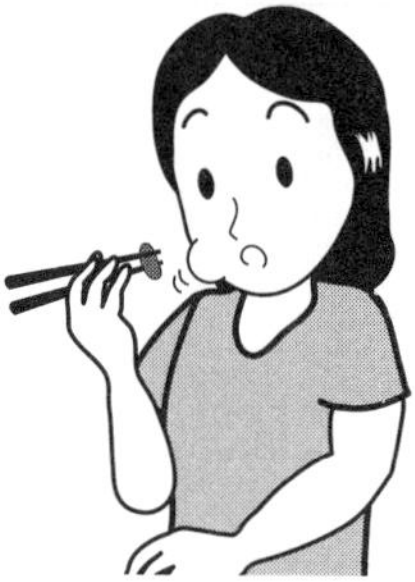

咬み合わせが偏頭痛の原因かも

噛もうと思っても噛めない状態は要注意

右の歯でタコを食べようとしても、右の顎に力が入らない状態をイメージしてください。

右の歯でタコを噛もうとすると、右にある口を閉じる筋肉が収縮し、顎が右にずれます。このときに右側の奥歯が接触していれば、タコを噛むことができます。

しかし、右側の奥歯より先に左側の奥歯が接触してしまう咬み合わせをしていると、右の歯でタコを噛もうとしても、そこにスペースができるのでしっかり噛めません。これが噛もうとしても噛めない状態です。なんとか噛もうとして無理をすると、頭蓋骨を引っぱって伸ばす力になってしまいます。

側頭骨が引っぱられると血行不良を起こし、頭痛の原因になります。噛もうと思っても噛めない状態は要注意です。

頭痛の原因の多くは、こうしたことと考えられますが、咬み合わせを修正すれば簡単に治すことができるかもしれません。

骨格構造のずれが引き起こす症状

骨格構造が正常なら、すべての骨と軟骨に適度な力が働き、筋肉や腱に余計な負担がかかることはありません。しかし、骨格構造が歪むとすべてのバランスが崩れていきます。

骨格構造が歪んでいると、頭が左右どちらかに傾いていたり、肩の高さが違って見えたりします。たとえ、そのように見えなくても、背骨を触るとずれを確認できます。このような人の立ち姿を観察すると、左右の足の甲の向きが違っていたりします。

頭や肩、背骨などが中心軸からはずれているのは、頭蓋骨や顎、背骨や鎖骨などが関節でずれているためです。そのずれが痛みや病気の原因であり、簡単に治せないのは骨格構造に由来するためです。

ずれが顎の関節に生じれば顎関節症、腰の関節に生じれば腰痛などの症状が出ます。関節のずれ幅は小さなものから大きなものまでありますが、痛みの強さは極端な場合を除いて関節のずれ幅とはあまり関係ありません。要は、神経を圧迫するような関節のずれがあるかどうかです。

患部が大きくずれているのであれば、治療方法を見つけるのは意外に簡単かもしれません。問題なのは、患部も骨格構造もあまりずれていない場合です。骨格全体を微調整し、患部の神経の圧迫を取り去らなければ治らないという難しさがあります。

姿勢の回復力を超えた歪み

歪みは日常生活の中で起こります。長時間立ち続けていると、体を楽にしようとして姿勢を崩しがちです。座りっぱなしも、同じです。

ハイヒールは体を前傾させ、腰の部分で上半身を後ろへ引き上げて重力とバランスをとろうとするので、腰に負担をかけます。長時間のパソコン作業は、常に頭が前へ出た状態となるので、首と肩に負担がかかります。このような姿勢を毎日続けていると、骨格構造を歪めてしまいます。

ほとんどのスポーツは、体を左右同じように使いません。ゴルフ、フィギュアスケート、野球のピッチングなどです。このようなスポーツを毎日、長時間続けると、体のどこかがねじれた状態となります。練習後、体の曲がりを完全に元にもどさないと、歪んだ姿勢が癖となってしまいます。

しかも、一箇所のずれが体全体を歪ませてしまいます。頭だけを前に出したり、右肩だけを前に出したりするとバランスがとれないので、ついついお腹を前へ出してみたり、腰を回転させたりしてしまいます。

このように、人は無意識に体を歪ませますが、ふつうは重力とバランスの良い状態をさがし、再び頭、骨盤、足裏が一直線にそろいます。悪い姿勢のまま、歩いたり走ったりしても、重力とバランスの良い中心軸を取りもどそうとします。これを「姿勢の回復力」といいます。

しかし、日常生活の中で毎日長時間にわたり姿勢を崩していると、その姿勢を抗重力筋が記憶してしまうので、少しばかりの姿勢の回復力では元にもどらなくなってしまいます。これが、中心軸を喪失した状態です。

腰痛と咬み合わせの関係

腰痛を例に、考えてみます。

咬み合わせが原因で頭蓋と顎の骨格の位置がまちがい、それによって発症した場合とそうでない場合があります。

まずは、腰痛とは何かを考えてみます。

背骨（椎骨）は全部で二四個あります。一つひとつが知恵の輪のような形をしていて、積み木のように重なりあって一本の脊柱《せきちゆう》ができています。脊柱の真ん中には脊髄が通っています。骨と骨の間には椎間板があり、背骨と背骨の端は関節となっていて体を曲げることができます。

このような構造をしているため、腰の部分で背骨の位置がずれると、その間にある椎間板がつぶれたり変形したりします。すると、神経が圧迫されたり、靭帯や軟組織が痛めつけられ、骨膜を刺激します。炎症により軟組織が伸ばされる、血の流れが悪くなる、筋肉が痙攣《けいれん》するなど、いろいろな症状を引き起こします。その結果、腰痛や腰の運動障害となってしまいます。

背骨のずれ具合や椎間板の変形具合をレントゲンなどの画像で検査すると、ヘルニア、脊柱管狭窄症、坐骨神経痛、変形性腰椎症、ぎっくり腰、腰椎すべり症などと診断されるでしょう。

では実際に、咬み合わせと腰痛の関係はどうなっているのでしょう。

①咬み合わせが原因の場合

まちがった咬み合わせでは、最初に奥歯が接触したのち、すべての歯を合わせるには、頭を上向きにしなければなりません。このとき、三半規管が頭の位置を整えようとします。

三半規管は頭の中にある平衡器官で、U字型のパイプのようなものが三つあることから三半規管と呼ばれます。三半規管の中には液体が流れていて、その液体が頭の位置と角度の変化を察知し、頭を正しい位置にもどそうとします。

まちがった咬み合わせにより頭が上を向くと三半規管が働き、体のどこかで姿勢を修正しようとします。それは多くの場合、腰で修整されます。これが、咬み合わせがまちがっているために生じる腰痛です。

実験してみましょう。

椅子に座り奥歯で割り箸や鉛筆を噛んでみると、首やのどが引っぱられるような違和感を覚えます。しかし、頭を上へ向けると違和感はなくなり、楽な感じになります。そのまま、立ち上がってください。時間がたつにつれ、頭は水平になっていきます。三半規管が機能し、頭の位置と角度が平衡になったのです。

しかし、腰の部分をくの字に前傾させていることに気づくはずです。そのまま長期間続けると、腰痛の原因になってしまいます。このような腰痛であれば、咬み合わせ面を修正すればほとんどが治癒します。

②日常生活が原因の場合

若者ではスポーツによる腰への負荷、壮年以上では重い物を持って腰に負荷がかかったか、あるいは台所仕事などで負担のかかる姿勢を続けた、または体をねじった姿勢で長時間作業をした場合も腰痛を引き起こします。

既存の治療法としては、ストレッチや体操、患部にさらしやバンドを巻く、あるいは物理療法や外科的療法などがあげられます。

重い荷物を持って腰骨、たとえば第4腰椎と第5腰椎の間にずれが生じ、椎間板がつぶれて変形したとします。

脊柱の中には、脳からつながる神経の束である脊髄が通っています。脊髄から枝分かれした神経は、体の各部に伸びています。このうちの第4腰椎と第5腰椎の間の椎間板がつぶれると、そこから伸びている神経が圧迫され、激痛を感じます。痛みが出るのは、これ以上の負荷をかけてはいけませんよ、というサインであり、放っておくと前かがみになって動けなくなるはずです。

それでも、しばらく時間がたつとはいながら、あるいは何かにつかまりながらなら、何とか動けるようになるでしょう。もう少し回復すると、腰をかばいながらどうにか歩けるようになります。炎症が治まれば、普通に歩けるようになり、見た目にも元どおりになります。

しかし、患部の痛みが消失しても、背骨のずれと椎間板の変形は残ったままです。治ったと思っても腰痛を繰り返してしまうのは、これが原因です。

繰り返す腰痛を完治させようと、カイロプラクティックや整体で患部と他の骨格を調整する人がいますが、それだけでは以前の骨格構造にもどることはありません。

姿勢の歪みを抗重力筋が記憶してしまっているからです。

抗重力筋のまちがった記憶を消し去るには、歩くことで姿勢の回復力を働かせるのです。咬み合わせが正しければ、頭の位置と角度、骨盤や足裏が正しいところに誘導され、抗重力筋のまちがった記憶をリセットしようとします。同時に三半規管、視覚、筋肉や関節、皮膚の感覚がそれを手助けします。

つまり、歩くことで頭が正しい位置に収まった体の軸を取りもどそうとするわけです。

姿勢の回復力には限界がある

姿勢が歪んでも、人には姿勢の回復力が働きます。しかし、頻繁に姿勢の回復力が働くと、歯に生じた応力は破壊力となって歯や歯周組織を壊してしまいます。

また、骨格構造においては、患部以外の骨格を少しずつまちがった状態にしてしまいます。

つまり、姿勢の回復力には限界があり、限度を超すと虫歯や歯周病を引き起こしたり、歯並びが悪くなったり、骨格構造全体を歪めたりするということです。

どこかの関節にずれが生じても、姿勢の回復力でほとんどの場合、中心軸のある元の状態にもどります。しかし、姿勢を回復させる回数が増えるごとに、中心線と重心線のずれ幅は増大していきます。関節で調整できる限界を超えてしまうのです。

模型で考えてみましょう。正しい骨格構造の模型Aと、腰椎の4番と5番が一〇度回転している模型Bがあるとします。

一見、模型Aと模型Bはまったく同じに見えます。なぜ同じに見えるのでしょうか。

答えは姿勢の回復力にあります。模型Bは、正常な骨を少しずつ回転させて正しい状態に近づけているのです。背骨（頸椎）は二四個あります。そのうちの二〇個を〇・二五度ずつ回転させ五度修正し、骨盤で三度、さらに残りの二度を下肢の部分で調整すれば、合計一〇度の修正となります。

こうすれば、模型Aと模型Bは、見た目では中心線と重心線がほぼ一致しています。これが模型Aと模型Bが同じに見える理由です。微細な骨の回転を見抜くのは、解析装置を用いても困難です。

模型Aは骨と骨が引っぱりあって正しい姿勢となっています。模型Bは回転している骨と骨（回転していて見かけ上は正しく見えるものの、実は歪んでいる骨格構造）を抗重力筋が引っぱりあって模型Aと同じように見える姿勢をつくっています。

模型Bは椎間板の変形と背骨のずれを、患部以外の背骨、骨盤、下肢の回転で補正しています。骨格構造が元の状態にもどったように見えても、歪みはとれません。この状態を抗重力筋が記憶します。

椎間板の変形と腰椎のずれが残ったままなので、ほんの少し腰をひねったりかがんだりしただけでも、再び同じ患部を痛める可能性があります。これこそが、腰痛が完治しにくい理由です。

物理療法の問題点

痛みに対処するため、物理療法で患部のずれだけを元の模型Aの状態にもどしたとしたらどうでしょうか。

①患部のずれと回転だけを元の状態にもどすと、患部より上の上半身が回転することになります。その後、立ち上がって歩きだすと、三半規管は体が回転していておかしいと感じ、上半身をまっすぐにしようとします。このような理由で、結局、模型Bの状態にもどってしまいます。

②患部はそのままにし、ほかの部分の骨格を少しずつ回転させ、模型Aと同じにしたとすると、前の姿勢を記憶している抗重力筋によって時間とともに模型Bの状態にもどってしまいます。さらに、咬み合わせも敏感に反応し、歯が咬み合わなくなるでしょう。

人間は二足歩行なので、重力とうまく調和していないとどこかがねじれて故障しやすい構造になっています。そのため、体に負担がかかると、二つの力が働きだします。正しい咬み合わせが導く頭の位置の回復と姿勢の回復力です。

物理療法を施す場合、この二つの力を無視すると良い結果が得られないばかりか、痛みを増大させてしまいます。

顎関節症の原因も咬み合わせ

顎関節症の三大症状は、口を開けると顎の関節が鳴る、口が大きく開けられない、顎が痛い、というものです。

この直接の原因も、やはり咬み合わせです。体が歪む↓骨格構造が歪む↓頭の位置が変化する↓首が曲がる↓咬み合わせがずれる、という関係はここでも当てはまり、許容範囲を超えて顎の関節が歪んだことから、顎関節症になったのです。

顎関節症は三大症状のみならず、頭痛、目まい、肩こり、首筋の痛み、手足のしびれなども引き起こします。歯を治療したり、親不知を抜いたりした直後に症状がなくなることがあります。

体のねじれが生み出す歯の病気

たとえば、一回目がむち打ち症→二回目が頸肩腕《けいけんわん》症候群→三回目が顎関節症→四回目が椎間板ヘルニアという、四回の損傷を経験した二五歳の若者がいたとします。こうした場合、骨格構造や歯にはどのような変化が起きるのでしょう。

一回目のむち打ち症は二五歳のときです。若いということもあって、三ヶ月後にはほぼ完治しました。しかし、頸椎に若干の回転とずれが残り、姿勢を回復させるために多くの骨が回転してしまいました。それでも、手足のしびれや首の痛みが治まり、体を動かせるようになったことから、骨格構造は許容範囲内に収まったといえます。このとき、虫歯になっていた前歯二本も治療しました。

二回目の頸肩腕症候群は、悪い姿勢でパソコン作業を長時間続けたことがきっかけで発症しました。

首の椎間板が少し変形し、頸椎に若干の回転とずれが残り、また、肩関節もずれているため、ずれている側の肩周辺の筋肉にこりと血行不良が残りました。この状態のまま、それ以降もパソコン作業を長時間続けたことで、首から肩にかけて筋肉痛が生じ、腕がしびれ、手が上がりにくくなり、頸肩腕症候群になったと考えられます。しかし、これも症状が消えたので骨格構造は許容範囲内に収まったといえます。

三回目の顎関節症は、肩関節にずれが残ったことで首に負荷がかかるようになり、頭の位置と角度がずれて咬み合わせが悪くなり、発症したと考えられます。このとき、奥歯が二本、虫歯になって治療をしました。

このように歪みが蓄積されると、中心軸と重心線の差がしだいに大きくなり、見た目にも体がねじれているのがわかるようになります。

四回目のヘルニアは、大きくなった体のねじれや歪みを治そうと姿勢の回復力が働き、腰椎の4番と5番が回転したことが原因です。この回転は骨格構造の許容範囲を超えていたため、姿勢の回復力では治らない腰痛持ちとなってしまいました。さらに、咬み合わせにも強い応力が働き、歯列不正や歯周病になってしまいました。

こうした状態を解決するには、原因、現在の状態、今後の骨格構造を考えなければなりません。そうすれば、痛みを生じさせない骨格構造を探すことができます。

骨格構造の変化は、咬み合わせにも影響します。歯が壊れたのは、そのためです。

一回目のむち打ち症で前歯二本が虫歯になったのは、頸椎のカーブが変化し、顎が少し前に出てしまったことが原因と考えられます。物を噛むと前歯が強くぶつかり、それが破壊力となって虫歯になったのです。

いきなり虫歯や歯周病になることはない

ここで、考えてもらいたいのは、前歯が虫歯になる前後、つまりむち打ち症になる前と後では、微妙に咬み合わせがちがっている、ということです。

歯を治療すると、正しい咬み合わせから少しずれたところで歯が接触するようになります。つまり、元とはちがう位置で噛むようになってしまったということです。

咬み合わせがずれても遊びの範囲であれば、自覚症状はまったくありません。二回目の頸肩腕症候群のときは、この遊びの範囲内だったと考えられます。

三回目の顎関節症のときは、肩関節にずれ↓首の負荷↓頭のずれ↓顎が大きく回転↓顎の関節が損傷、となったわけですが、顎が大きく回転したため奥歯が強くぶつかりあい、顎関節症になったのです。虫歯になったのは、強くぶつかる力で奥歯が破壊されたからです。

逆にいえば、奥歯が壊れたことで顎の関節にかかっていた負荷が取り除かれ、顎関節症が消失したわけです。つまり、いきなり虫歯や歯周病になるのではないのです。

これこそが歯が壊れる理由であり、壊れなければならない理由です。

咬み合わせのずれは、頭蓋骨や顎の骨のずれ

歯の治療を重ねるごとに、咬み合わせはどのように変化するのでしょうか。

正しい骨格構造と咬み合わせが備わったとします。このときの咬み合わせを、歯型Aとします。

骨格構造のどこかに歪みが生じるたびに、頭蓋と顎の骨格がずれるので咬み合わせには応力が働きます。この応力が限界を超えると虫歯になります。

理髪店に行くと散髪の最後に、鏡で頭の後ろの刈り具合を見せ、どうですかと聞かれます。歯科医も詰め物や被せ物をすると、どうですかと咬み合わせの具合を尋ねます。

どちらも最終チェックは他人まかせです。しかし、患者さんは、咬み合わせの微妙なず

れをはっきりと感知できません。骨格構造がずれた咬み合わせでも、治療した歯が高かったりひっかかったりしない限り、ちょうど良い咬み合わせと判断します。

これを何度も繰り返すと、咬み合わせのずれがしだいに拡大していきます。頭蓋と顎の骨格のずれ幅が大きくなるということです。

つまり、虫歯になった原因が骨格構造の歪みである場合、虫歯を治療したからといって、歯型Aのような正しい咬み合わせにもどるわけではないのです。骨格構造の歪みが治るわけでもありません。骨格構造が歪む↓頭蓋と顎の骨格がずれる↓虫歯治療↓再び骨格構造が歪む↓頭蓋と顎の骨格がさらにずれる↓再び虫歯治療、ということです。

咬み合わせがずれても、私たちは歯が浮いたとか歯が痛いとか、よく嚙めないと感じるくらいです。たとえ顎関節症になったとしても、歯が原因と考える人はほとんどいません。

ずれた咬み合わせが誤った頭の位置を記憶

ずれた咬み合わせは頭の位置を記憶するので、そうした人の立ち姿を観察すると、ほ

姿勢と咬み合わせ

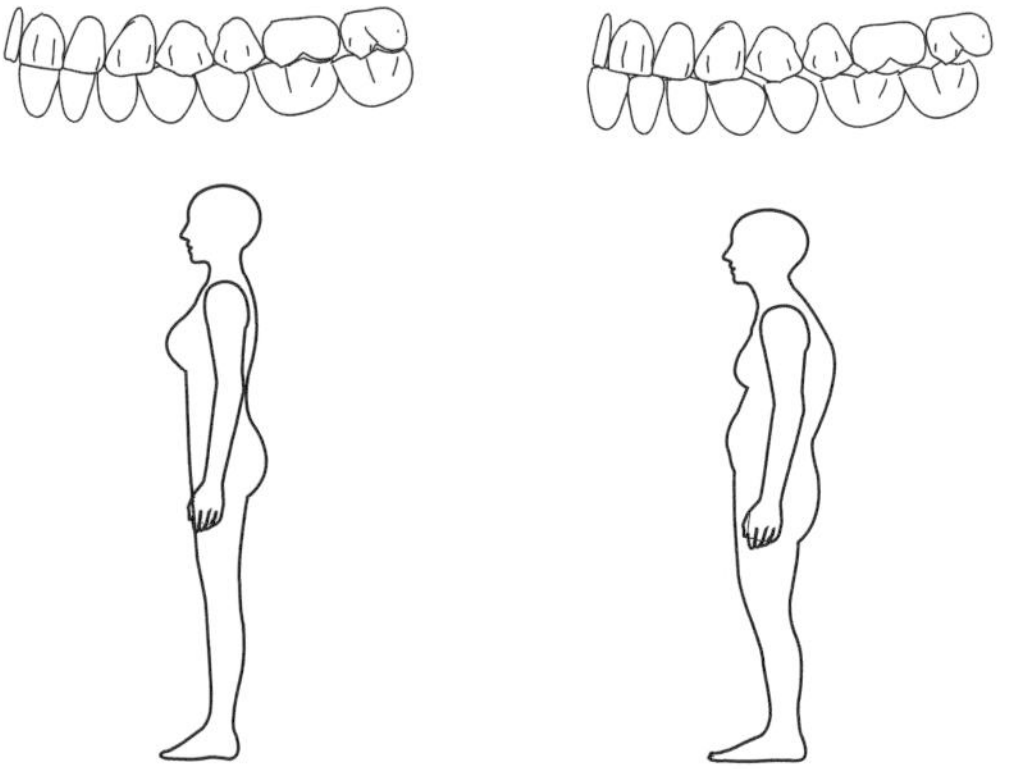

姿勢が悪くなると咬み合わせも悪くなる

とんどの場合、頭が傾いています。

骨格構造とずれの関係を具体的な例で記します。

上の図のように、頭が前へ出て背中が丸まった状態で骨格構造が定まると、下顎を前に出して咬み合わせようとします。この状態が長く続くと、多くの歯を喪失する原因となります。

右上の図は図は、体が大きく歪んだ状態です。骨格がねじれると頭の位置が左右に移動したり、上の奥歯の高さが左右で異なったり、下の歯が傾斜したりします。もともと精密ギアーのように咬み合っていた歯は先端部分が強くぶつかるよ

咬み合わせの悪化

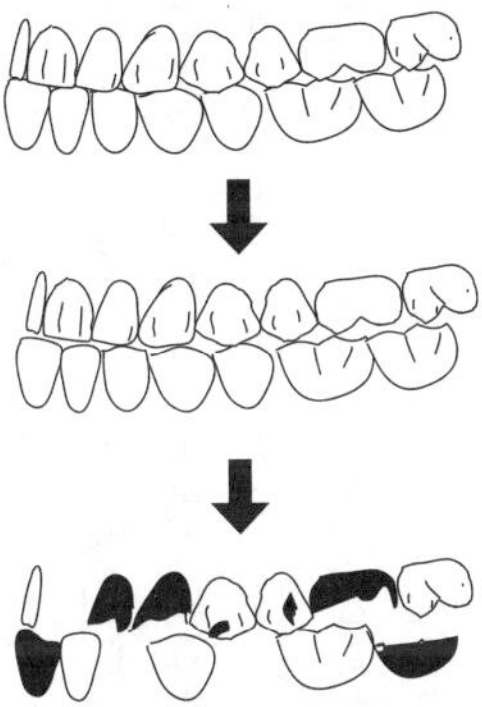

顎が前へ出ると上下の歯の山部分がぶつかりあい、歯が壊れる

うになり、破壊されてしまいます。

このような、まちがった咬み合わせを修正することで病気はどこまで治るのでしょうか。

病気や痛みは、神経、血管、器官を圧迫している部分の骨格構造が正されなければ治りません。咬み合わせの修正は、頭蓋と顎の骨格を正しくするだけなので、頭の位置と角度が原因となっている病気や痛みは治りますが、骨格構造に由来する場合は絶対に治りません。

咬み合わせがずれる原因

ここで、咬み合わせが引き起こす症状と治療法を、首が細く筋肉が弱いデリケートな人と首が太く筋肉もしっかりしたがんじょうそうな人に分けて考えてみましょう。

デリケートな人は、顎の筋肉と頭を支える筋肉の引っぱりが弱いため、噛む力が脆弱《ぜいじゃく》で硬い食物を苦手としたり、わずかな咬み合わせの変化で顎と頭の位置が変わりやすい特徴があります。つまり、顎関節症になりやすい反面、顎と頭の位置の変化を骨格構造全体で調整するため、重篤な痛みや症状を起こしにくいといえます。

一方、がんじょうそうな人は顎の筋肉と頭を支える筋肉の引っぱりあいが強いため、頭の位置を一定に保つ力と噛む力が強いといえます。少々硬い物でも噛み砕くことができ、咬み合わせもずれにくい人です。がんじょうそうな人は顎関節症になりにくい反面、どこか特定の骨格が大きくずれるので重篤な痛みや症状を起こしやすいといえます。

咬み合わせ面のちがいと治療法

具体的に、デリケートな人とがんじょうそうな人のちがいを見てみます。

①咬み合わせ面の高さ（上の歯列）が右と左でちがう場合。

デリケートな人は噛もうとすると、最初に上の奥歯の高い側が接触した後、頭を傾けることで全部の歯を接触させようとします。頭の位置を傾けてしまうので骨格構造全体が歪み、顎関節症のほか、口から離れた部分に症状が発生しやすくなります。具体的には、顎がガクガクする、口を開けにくい、手先がしびれるといった症状です。

がんじょうそうな人も、最初に上の奥歯の高い側が接触しますが、顎を回転させて全部の歯を接触させようとします。顎を無理に回転させてしまうので、顎の関節には脱臼させるような力が作用し、首周囲の組織に大きな歪みをもたらします。口が開けられない、開けると痛い、首から手にかけて激痛が走るというような重篤な症状を引き起こすことがあります。

②上顎歯列のカーブの大きさが左右でちがう場合。

デリケートな人は噛もうとすると、頭を回転させて上下の歯を接触させます。頭が回転するので骨格構造が歪み、体がフラつく、まっすぐ歩けないといった症状が見られます。

がんじょうそうな人は、顎を回転させたり、横にすべらせて全部の歯を接触させようとします。顎の関節に負荷がかかるので、顎に激痛をもたらすだけでなく、左右の首の筋肉も歪ませることになり、手が上がらない、痛いというような重篤な症状を引き起こすことがあります。

これらの症状は、重力医学の考えを用いれば、比較的簡単に治すことができます。デリケートな人、がんじょうそうな人、ともに治療方法は一緒です。

咬み合わせ面を修正すれば、数日から一ヶ月程度ですべての症状が消え、骨格構造全体の歪みも改善されます。

症状がなくならない場合は、鎖骨、肩甲骨などの回転や移動した状態が抗重力筋に記憶されているため、悪い記憶をリセットして正しい姿勢を記憶させ直せば治療できます。

誤った咬み合わせ様式が引き起こす重篤な症状

永久歯列では、顎を右に動かしたときは左にスペースができ、左に動かしたときは右にスペースができ、犬歯が顎の動く方向を制限していることはお話ししました。

では、この咬み合わせ様式がまちがっているとどうなるでしょう。

右側の歯で咀嚼しようとして、左側の奥歯が最初に接触すると当然、噛めません。

それでも噛もうとすると、右側の開いているスペースを閉じようとするので、左顎の関節や頭蓋骨の側頭部を垂直方向に引っぱる力が生じます。この力が顎の関節に作用すると、顎関節症になります。

垂直方向に引っぱる力が側頭部に作用すると血行不良が生じ、血管の周囲に網のように張り巡らされている神経を圧迫するため、偏頭痛になります。

垂直方向に引っぱる力が大きいほど、重篤な症状になります。顎の関節や側頭部を歪ませるだけではなく、頭蓋骨の開閉運動も制限してしまうからです。頭蓋骨が歪み、微量の脳脊髄液が漏れ出すと、三半規管がリンパ液と錯覚し、平衡感覚を狂わせるので、目まいや耳鳴りを引き起こします。

症状が顎関節症や偏頭痛にとどまっていれば、重力医学では比較的容易に治療できます。

治療方法は、デリケートな人、がんじょうそうな人ともに一緒です。顎の関節や頭部に直接ダメージを与えている奥歯を調整すれば、ほとんどの症状は消失します。ただし、側頭部分にも歪みがあるため、最低二回の調整が必要です。もし親不知が原因であるなら、調整するか取り去ることが必要です。

数日から一ヶ月程度ですべての症状が消失しない場合、鎖骨、肩甲骨などの回転や位置移動を抗重力筋が記憶してしまっているため、悪い記憶をリセットして正しい姿勢を記憶させ直すことが必要です。目まいや耳鳴りを発症している場合、急性の症例であれば治すことができますが、長期の場合は困難です。

顎関節症の治療法

骨格構造の歪みで顎関節症になった人は、デリケートな人に多いようです。体の無理を重ねたり事故などで骨格構造が歪んだりして、その結果、顎の関節が歪んでしまったのです。

たとえば、交通事故によるむち打ち症では、首や背中、肩の痛み、腕のしびれなどの原因が、首の靭帯や関節を包んでいる軟組織、筋肉の損傷による場合など理由はさまざまです。

この場合、咬み合わせを修正しても治らない顎関節症ということになります。したがって、抗重力筋の悪い記憶をリセットし正しい姿勢を記憶させ直すことが必要です。咬み合わせにずれがあった場合は、咬み合わせを調整します。

骨格構造に由来する顎関節症は、咬み合わせを修正しただけでは治りません。まちがった姿勢を抗重力筋が記憶し、頸椎や肩が回転しているためです。顎関節症に伴うすべての症状を改善させるには、抗重力筋の悪い記憶をリセットし正しい姿勢を記憶させ直すことが必要です。

顎関節症にはさまざまなケースがありますが、重力医学の考えを用いるとそのほとんどが簡単に治せます。

重力医学の方程式

【地球の重力1G×体の無理＝骨格構造に由来する病気】

これは、重力医学の方程式です。この方程式からすると、×という要因を中和する薬を発見すれば、骨格構造病の苦しみから解放されると考えられます。

×という要因を中和する働きとして、①咬み合わせによる頭の位置と角度の調整。②抗重力筋の悪い記憶をリセットし正しい姿勢を記憶させ直す、ということがあげられます。①だけ、または②だけ、あるいは①と②を同時に用いる、この三つの選択でほとんどの骨格構造病に対処できます。

そこで、二種類の模型で比較してみます。模型Aは正しい骨格構造、模型Bは歪んだ骨格構造をしています。

関節に注目してみると、Aの骨格は正しい位置に収まっていて、すべての関節も正常です。

しかし、Bは回転したりずれたりしていて、関節は変形、あるいは押し潰されています。そのため、骨格の位置を整えたり筋肉をゆるめたりしても、すぐに元の骨格構造にもどってしまうでしょう。

どうすれば、抗重力筋の悪い記憶をリセットできるのでしょうか。

地球の重力をなくしてみたら、すべての抗重力筋は重力から解放されるため、イメージされた骨格構造を再現できるはずです。変形あるいは押し潰されている関節に余分な負荷がかからなくなり、ほとんどの病気から解放されるはずです。重力をなくせば、骨格構造が原因の病気だけでなく、心臓も全身に血液を送るために苦労しなくてもだいじょうぶなはずです。心臓に問題をかかえている人は安心できるでしょう。

地球の重力を半分にした場合は、どうなるのでしょうか。半分の力で立ったり歩いたりでき、抗重力筋にかかる力も半減するので、かなり負担は軽くなるはずです。

変形した関節や患部に作用する力も半分になり、多くの人が腰痛、肩こり、偏頭痛から解放されるはずです。体の歪みを半分程度取り除くこともできると思います。とても良い方法だと思いますが、問題はどうやって地球の重力を半分にするかです。

骨格構造が問題となる病気の治療

私たちは、正しい頭の位置を咬み合わせが記憶し、正しい骨格構造を抗重力筋が記憶するメカニズムを持っています。

そのため、重力が原因で骨格構造が歪んだ病気を治すには、次の①〜③が必要になります。

①咬み合わせの修正
②抗重力筋の記憶をリセットし、正しい姿勢を記憶させる
③咬み合わせを修正して抗重力筋の悪い記憶をリセットし、正しい姿勢を記憶させる

具体的に三つの腰痛を例に考えてみます。

腰痛A

頭を上へ向かせる咬み合わせがあります。顎を少し前に出し、上を向いて噛むことが習慣になっている咬み合わせです。こうした咬み合わせでは、三半規管が頭の位置を水

平に修正しようとします。

ここで問題なのは、どこの部分で頭の角度を調整するかです。だいたいの場合は、腰で調整されます。具体的には腰をくの字に曲げて修正しようとするので、常に腰椎に負担がかかり、腰痛になってしまいます。

この場合、上顎の奥歯の下がりすぎた部分を削り、正しい咬み合わせに修正すれば、頭の位置がまっすぐになります。腰への負担がなくなるため、時間とともに腰痛が軽減していくはずです。

腰痛B

咬み合わせが正常なのに、腰痛に悩まされている人はおおぜいいます。このような腰痛は、腰椎の圧迫やずれが原因となっています。患部の回転、傾斜、ずれを患部以外のどこかで調整しなければなりません。咬み合わせに大きなずれがないので、抗重力筋の記憶をリセットし、正しい姿勢を記憶させ直すことが必要です。

腰痛C

腰痛Bの進行形で、腰の部分が大きく回転した結果、頭の位置と角度も変化し、咬み合わせがずれている場合です。

このような場合、咬み合わせを修正しただけでは治りません。抗重力筋の記憶をリセットしただけでも不十分です。咬み合わせの修正とともに、抗重力筋の悪い記憶をリセットし、正しい姿勢を記憶させ直す必要があります。痛みそのものの原因が骨格構造の歪みであるならば、その歪みを治さなければ良い結果が得られないからです。

ウォーキングの意義

ここで、人間は幼児期のジャイロウォークで中心軸を覚えるということを、もう一度考えてみましょう。歩いているときの抗重力筋の動きに注目してみます。

歩くということは、頭〜骨盤〜足裏までの状態を、重力といちばんバランスの良い状態、すなわち疲れにくい状態を探して記憶するという行為です。そうであるならば、頭の位置と角度を強制的に正しい位置に誘導できる歩き方をすれば良いのです。それはつ

乳歯列と永久歯列では僧帽筋の動き方がちがう

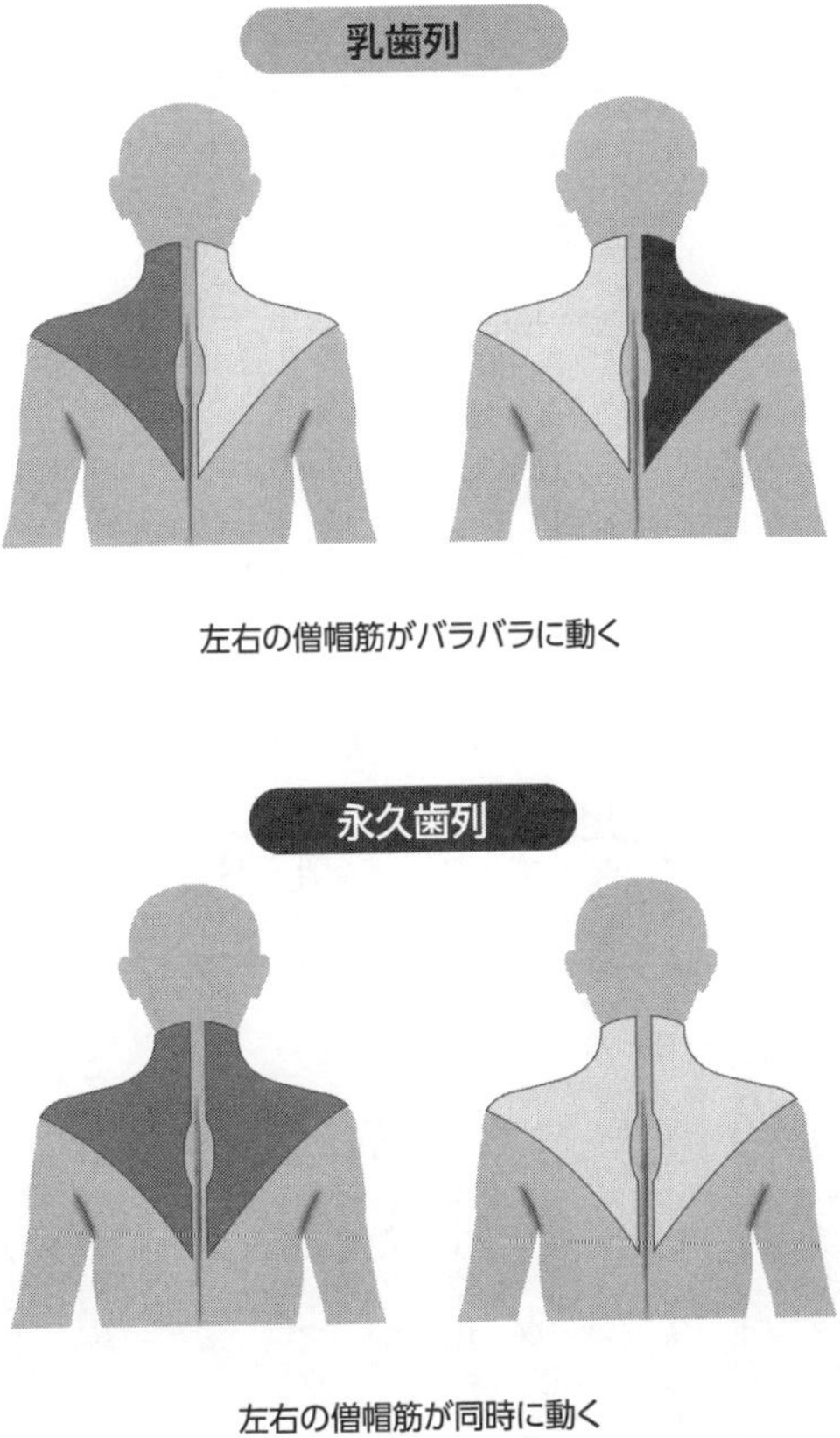

僧帽筋がアンバランスな体の歪み

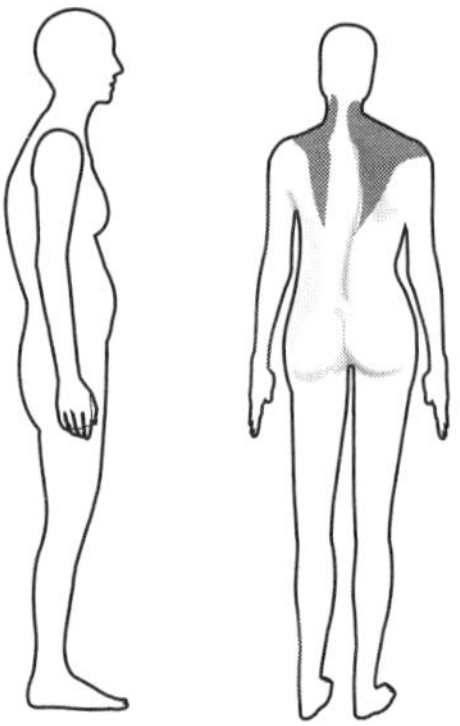

僧帽筋が左右アンバランスなまま同時に運動する

まり、幼児期のジャイロウォークをすれば良いということ。そのためには乳歯列の咬み合わせをどうやって再現するかです。

ドクター・マウス

乳歯列の咬み合わせをマウスピースで再現するため開発されたのが、ドクター・マウス（ジャイロウォーク用マウスピース）です。これは一般的なマウスピースでは代用できません。

スポーツ用マウスピースは上下の歯をロックし、垂直方向にのみ強く嚙ませる構造になっていて、硬いゴムでできています。ボクシングでパンチを受けたときに脳への衝撃を低減したり、全身の力をふりしぼったときに奥歯が壊れたりするのを防ぐのを目的としています。歯ぎしり防止用マウスピースも歯を守るのが目的です。

しかし、ドクター・マウスは目的がまったく異なるため、スポーツ用マウスピースとは違った構造と材質が求められます。

ドクター・マウスは、ジャイロウォークを再現するものなので、噛んだまま顎を前後・左右に動かすことができなければなりません。そのため、垂直方向に噛むことができないマウスピースでなければなりません。

寿司店で出されるタコやイカが大きく切られていたら、ひと口では噛みきれず、顎が疲れてしまいます。このような弾力のある材質を反発性弾力といいます。反発性弾力のある材質でマウスピースをつくると、垂直方向に噛めないマウスピースができ、ジャイロウォーク用マウスピースには最適です。

垂直方向に噛めないマウスピースを装着するとどうなるでしょう。

私たちが普段、上下の歯の間に設けている隙間は一～二ミリです。マウスピースの厚みがそれ以上あれば、その隙間をマウスピースがふさぐので、マウスピースは上下の歯

Dr. Mouth（ドクター・マウス）

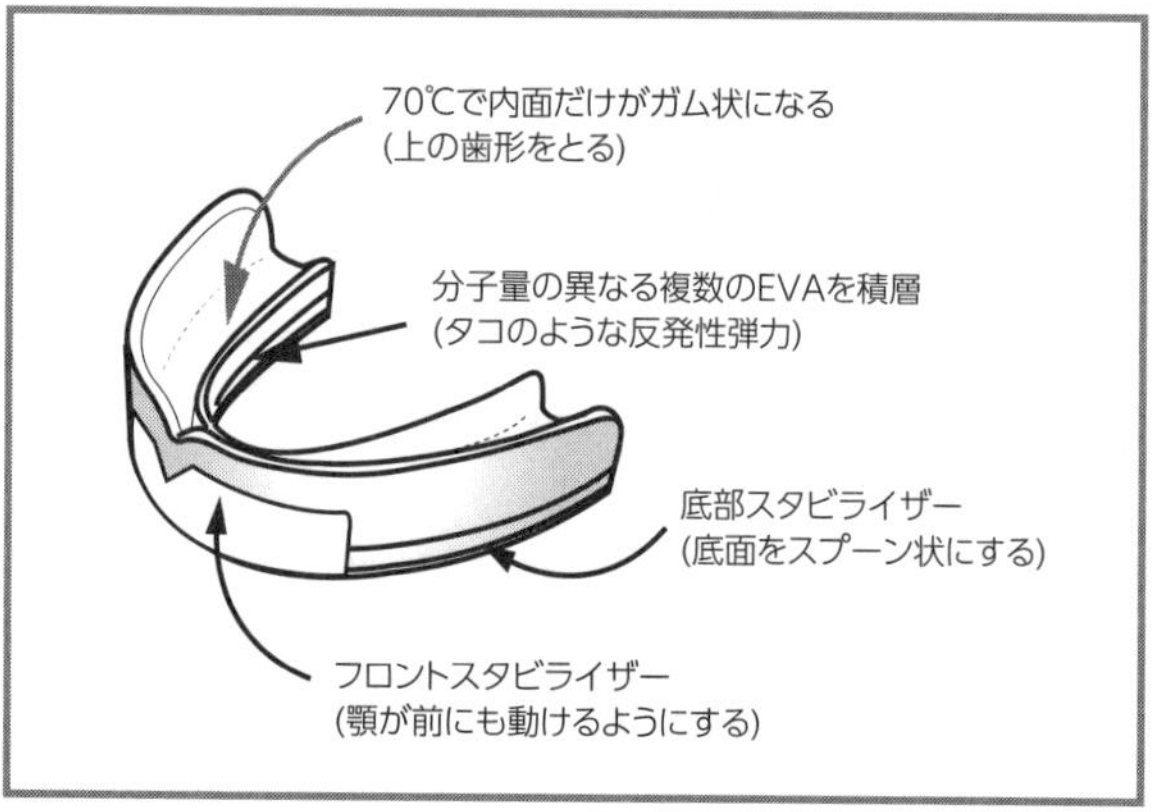

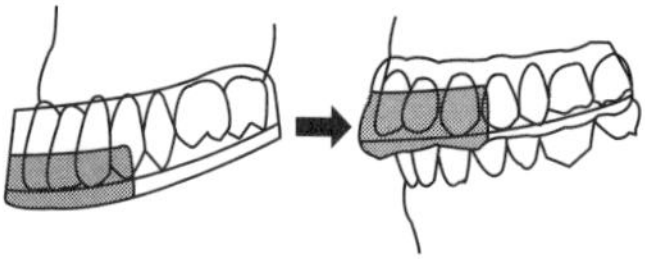

70℃の湯で2分間軟化させた後、上顎歯列に合わせ、咬合させる。流水下で2ヶ所のスタビライザーを剝がして完成

完成後

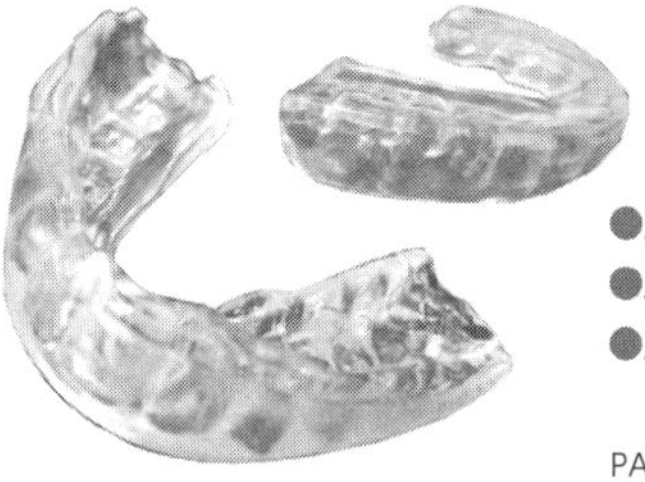

●上顎歯列を再現
●反発性弾力がある
●底面はスプーン状

PAT.5190737　PAT.5194317

ドクター・マウスの原理

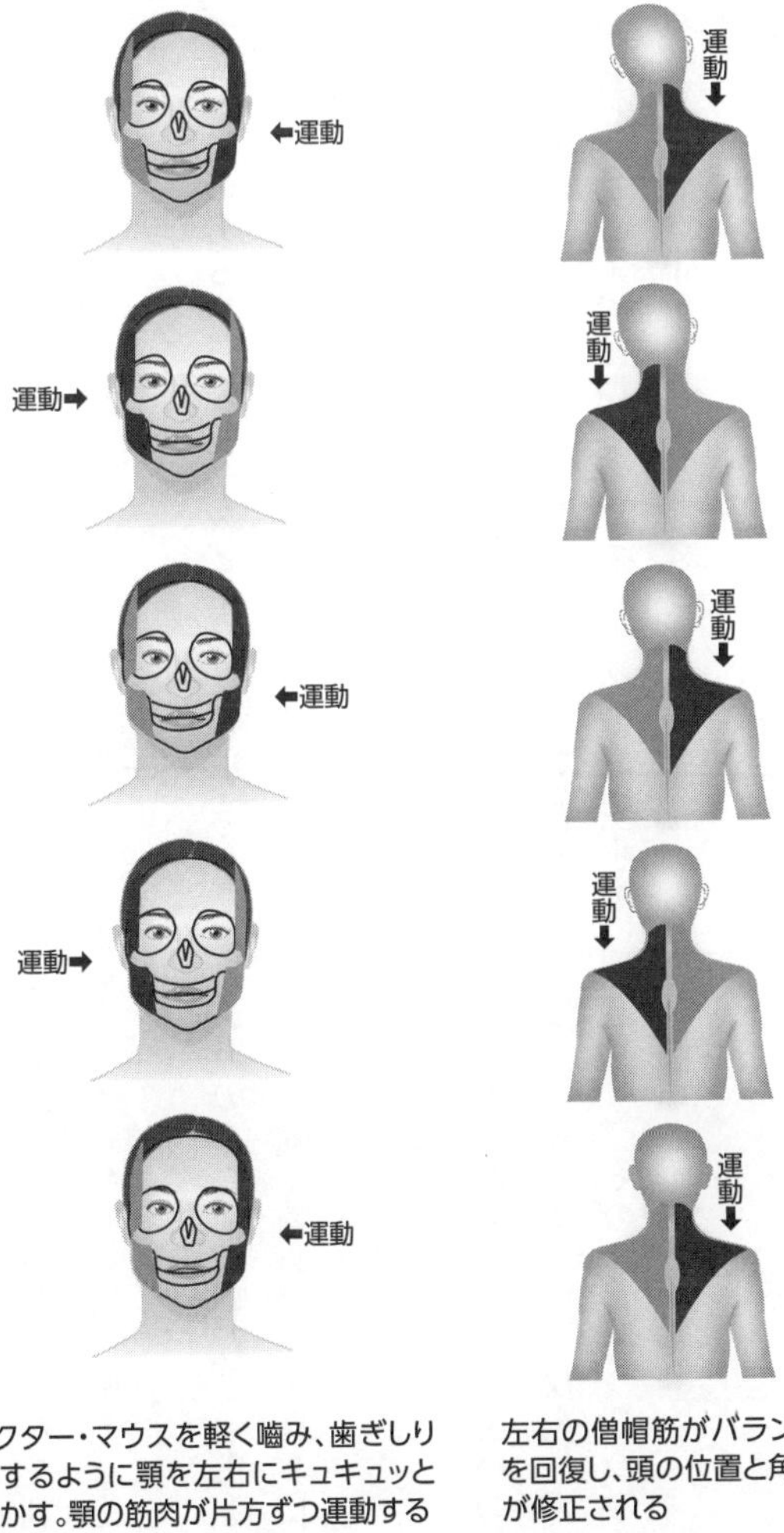

ドクター・マウスを軽く嚙み、歯ぎしりをするように顎を左右にキュキュッと動かす。顎の筋肉が片方ずつ運動する

左右の僧帽筋がバランスを回復し、頭の位置と角度が修正される

にぴったり接触します。

何かが上下の歯に接触すると、脳が噛むのに適した硬さなのか、そうでないのかを判断します。仮に、適した硬さと判断しても、反発性弾力のあるものであれば、噛むことを止めます。

反発性弾力のある材質のマウスピースを装着すると、無意識のうちに、噛む↓中止↓噛む↓中止↓噛むということを繰り返します。これが垂直方向へ強く噛めないマウスピースの原理です。

それでは、噛んだまま顎を前や左右に運動させるにはどうしたらよいでしょう。

マウスピースの底面を、スプーンを逆さにしたようなつるつるの断面にすればよいのです。軽い歯ぎしりをするように前後・左右に運動できるようにするのです。反発性弾力のある材質で、上の歯型をマウスピース内面に正確に型取りし、その底面をつるつるにすれば、ドクター・マウスができます。

ドクター・マウスを使用したジャイロウォーク

ドクター・マウスを装着してみると、噛みにくい、噛めないと感じるはずです。そのまま顎を前後左右に歯ぎしりをする要領で動かしてみると、顎と首全体の筋肉が同時に動く不思議な感覚がします。ドクター・マウスを装着したら、裸足になり、歩幅は一〇センチほどでゆっくりと歩きます。左右に体が揺れてもかまいません。

これがジャイロウォークです。

乳歯列期に行ったジャイロウォークは、体が正しい姿勢と歩行を学習するためのものでしたが、ドクター・マウスを使ったジャイロウォークは歪んだ骨格構造を修正するためのものです。

こうしたジャイロウォークは、体にどのような変化をもたらすのでしょうか。

骨格構造が歪んでいる状態では、左右の顎の筋肉と僧帽筋がアンバランスになっています。顎の筋肉を同じ力加減で左右や前後に運動させると、僧帽筋がバランスを回復し、頭が正しい位置に誘われます。頭、骨盤、足裏が一直線上にそろおうとする状態です。

頭、骨盤、足裏が一直線上にそろうと、重力とのバランスが良くなるので、骨の回転やずれが元にもどろうとします。すると、関節部分の負荷が軽減されます。

ただし、長期間の負荷により骨や関節がすり減ったり、変形したりしている場合は、完全には元の状態にもどりません。

ジャイロウォークを毎日続けると、頭の位置が修正される↓頭、骨盤、足裏が同一線上にそろう↓骨格の回転が治る、ということが繰り返され、姿勢が正しくなります。この状態を抗重力筋が記憶するので、痛みやしびれなどの症状は大きく改善されます。

ドクター・マウスを使用したジャイロウォークは、抗重力筋が悪い記憶をリセットして正しい姿勢を記憶する手助けになるものです。

ジャイロウォークを行う時間は一回五分間ほど。朝夕一回ずつ行うことが理想です。

初めてジャイロウォークを行うと、腰、肩、首の痛みが軽減し、背筋がピーンと伸びたと感じるはずです。わずか一回でも姿勢回復を実感するはずです。

第四章　咬み合わせとアンチエイジング

歪んだ姿勢

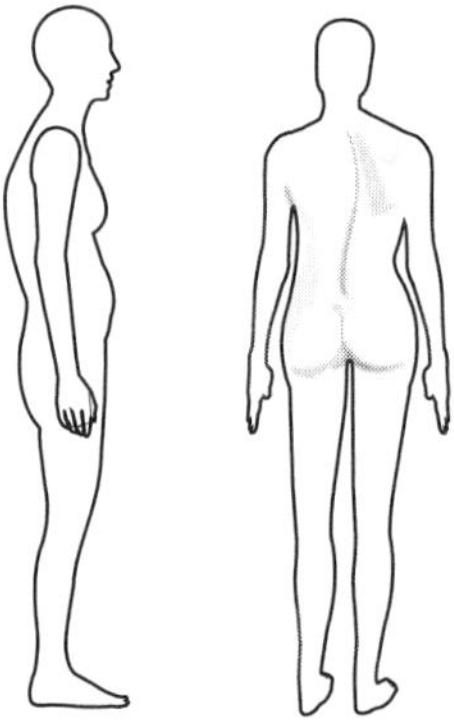

姿勢が歪むと咬み合わせがずれる

正しい咬み合わせが老化を防ぐ

正しい咬み合わせは、加齢にともなう筋肉の衰えを防いでくれます。また、疲労やストレスで姿勢が悪くなっても、正しい咬み合わせが正しい姿勢を呼びもどしてくれます。

上の図は、疲労が蓄積した姿勢です。左の図は、ストレスが限界に達した姿勢です。どちらも中心軸が失われていることは一目瞭然で、頭の位置と角度が正しくありません。したがって、頭の位置と角度を正しく修正して歩けば、姿勢の回復力で頭、骨盤、足裏が直線上にそろった中心軸のある姿勢にもどることができます。

歯が壊れるプロセス

上下の歯列は普段はぴったり咬み合っています。口を閉じたときには、噛んだ力が歯にバランスよく分配されます。

それがずれたとしても、このずれを人間は瞬時にキャッチし、左右の顎をバランス良く使って食事をすることで、顎の筋肉のバランスと咬み合わせをもう一度正しい状態にもどそうとします。同時に、頭を支える筋肉がバランスを回復すれば、頭も正しい位置にもどります。

咬み合わせが正しい状態にもどらなければ、特定の歯に噛んだ力が集中します。すると、その歯に目に見えないヒビが入ります。これが虫歯の原因です。さらに、歯みがきを怠ると、大きくなったヒビの中に虫歯菌が増殖し、歯の破壊を加速させます。

また、歯冠部分と根の部分の境界部分が壊れてしまうと、冷たい物を食べると歯に沁《し》みるようになります。これが知覚過敏です。

歯は簡単に動く

昔は歯並びが良かったが、年とともに歯並びが悪くなってしまった人はたくさんいます。咬み合わせがずれることで歯を横に引っぱる力が生じ、その力が矯正力となってしまったからです。

咬み合わせがずれ、特定の歯に横方向の持続的な力が加わると歯が移動します。歯列矯正をご存知かと思いますが、一本の歯に数十グラムの力を加えるだけで歯は動くのです。

垂直方向に強い力が働くと虫歯、横方向に持続的な力が加わると歯並びが悪くなり、垂直方向と横方向の二つの力が加わると歯をグラつかせます。この状態が続くと歯周ポケットができ、そこに歯周病菌が増殖すると、歯茎が膿んだり歯周病になったりします。

加齢とともに歯はすり減るもの

九〇歳近くになっても虫歯や抜けた歯がほとんどない人がいます。そういう人たちの歯を調べると、少なくとも一ミリ以上のすり減りが確認できます。虫歯にならなくても、

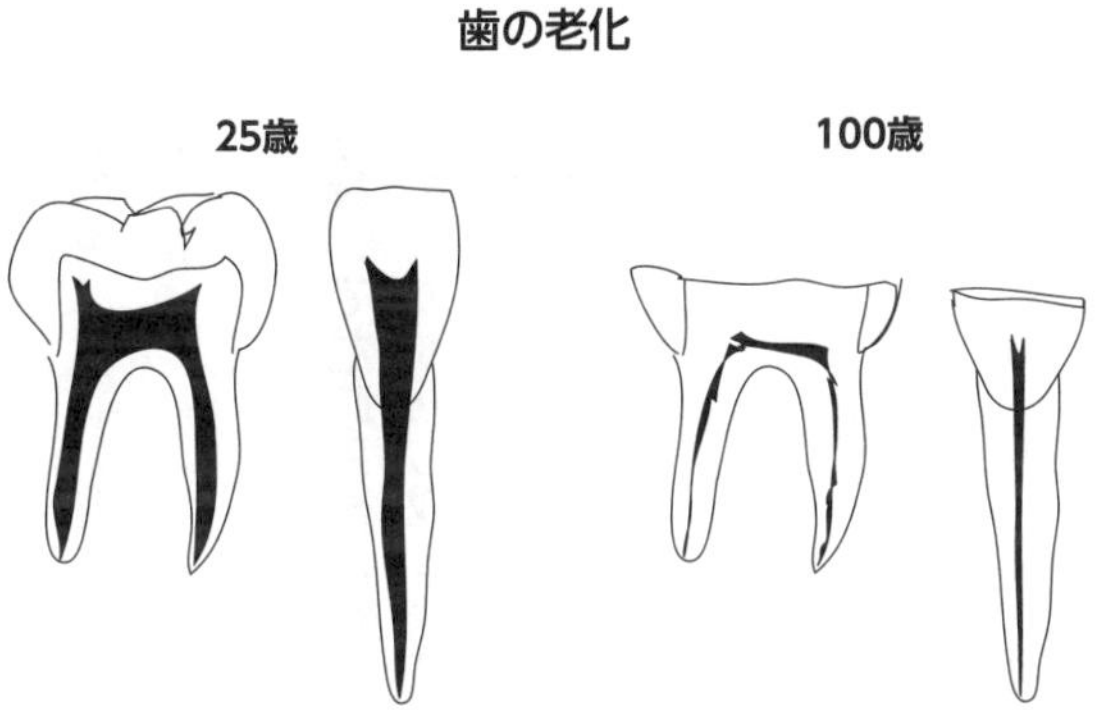

加齢とともに神経は小さくなり、歯はすり減る

歯は何十年と使っているうちにすり減るものです。

二〇歳頃の歯と比べると、前歯や犬歯はすり減って正方形に近い形となり、奥歯は山の部分が削れて平面になります。

極端な場合、奥歯のエナメル質がなくなって象牙質が露出し、やがて象牙質も削れている人もいます。そのような状態になると歯が痛くなるのではと心配される方がいますが、痛みはありません。実は、歯は大きく削れても問題ないのです。

歯の痛みは若いときに感じることが多いのです。理由は、若い時期に中心軸を完成させなければならないからです。顎のずれを敏感にキャッチするために、歯の神経が大きいので、痛みを感じやすいのです。

ところが、年齢を重ねると神経が縮小するので、象牙質が露出しても痛みを感じなくなります。

体が縮んでも咬み合わせの黄金率は変わらない

どんな人でも九〇歳になれば二〇歳頃の身長より縮んでいます。加齢とともに、背骨の間にある椎間板が縮まり、体の湾曲が強くなるからです。

体の湾曲が強くなると首が縮まり、歯もすり減ることで咬み合わせ面も低くなります。年をとっても咬み合わせ面の延長線は第二頸椎を通るので、体の湾曲で調整しているわけです。

人間の体は、老化が進み、抗重力筋が弱まっても、元気で立って生活できるようにつくられています。

体の湾曲が強くなると、顎が前へ出て前歯だけが接触します。上下の前歯はすり減り、乳歯列のときと同じように顎を前後に動かせるようになります。同時に左右にも動かせるようになります。すべての歯がすり減ることで、再び乳歯列のような咬み合わせへと導かれるのです。

こうして、再びジャイロウォークができるようになり、抗重力筋が弱まっても体の軸がとりやすくなるのです。一〇〇歳を超えても元気に歩け、健康的な生活をおくることができる理由です。

人生にはいくつものステージがある

生まれてから正しい骨格構造ができるまでの咬み合わせの変化を、ステージ１～ステージ３に分けて考えてみます。

ステージ１は抗重力筋が振動軸を引っぱることで、立ち上がったり歩いたりすることを覚える幼児期です。

ステージ２は乳歯列が永久歯列へと生えかわり、体が中心軸を記憶して心身ともに大きく成長する学童期です。

ステージ３は身体能力が向上し、正しい骨格構造と咬み合わせが完成する青年期です。

このときの骨格構造を「ファースト・ボディ」と呼びます。

ファースト・ボディを維持するためには、ストレスや悩み、過労、事故や病気のない人生が必要です。

しかし、それは難しいもの。加齢とともに変化する骨格構造に対応するように、咬み合わせも左右や前へ動きますが、咬み合わせ面の黄金率を保ちながら歯がすり減れば、再びジャイロウォークができるようになります。大きな痛みや病に襲われずに寿命をまっとうできるわけです。

高齢であっても認知症にならない人は、左右の歯から頭蓋骨を歪ませるような応力が働かず、脳が活発に働き続けていることも理由の一つです。頭蓋骨の開閉運動が正しく作動しているのです。

現代社会は体を歪ませる要因がいっぱい

現代社会では、睡眠時間を削ってでも仕事をこなさなければならない人は多いはずです。アスリートも体に多少の故障があっても、ハードトレーニングを続けなければならないときがあります。私たちは、体への負荷、精神的ストレスから完全に解放されることはありません。その結果、姿勢が曲がり、捻挫やぎっくり腰、首痛、腱鞘炎になったりします。

人間の体は、姿勢が歪むと姿勢の回復力が働き、ファースト・ボディにもどろうとします。

しかし完全に元の状態にもどることはまれで、頭蓋骨と顎の骨格に少し歪みが残ります。この状態をセカンド・ボディと呼びます。

その後、無理を重ねるごとに、骨格全体の歪みや回転はさらに大きくなっていきます。この状態をサード・ボディやフォース・ボディと呼びます。

骨格全体の歪みや回転が大きいフォース・ボディになると、背骨も大きく回転していきます。このような状態になると、脊髄を包んでいる硬膜にねじれが生じ、細い神経のどこかが圧迫され、耳鳴り、手足のしびれといった症状を引き起こします。

この治療は、医師にとってもお手上げです。症状を抑える特効薬はほとんどなく、硬膜のねじれを元にもどす手段を誰も知らないからです。

重力医学と美容

誰もが若い頃は背筋がピーンと伸びていて、顔も引き締まっています。ところが、加齢とともにボディラインが崩れてしまったと感じている人は多いと思います。

しかし、本当に加齢が原因で、そのようになったのでしょうか。

違いは、重力に勝ったか負けたかということです。重力に打ち勝つための筋肉が抗重力筋です。抗重力筋はバストやヒップを引っぱり上げ、ウエストを引き締め、内臓を引っぱり上げるようにして体を立たせていますが、これが弱ってくると、頭蓋骨や顎、背骨や鎖骨、骨盤が下向きになってしまいます。特に、下向きになった骨盤は美容の大敵です。おのずと首や背中も曲がり、疲れきったように見える骨格構造に変わってしまいます。

ジャイロウォークは骨盤を上向きに立たせ、骨格構造を正すのに最適な運動です。ジャイロウォークにより骨格構造の歪みが少なくなり、姿勢が正されることは、つまり中心軸を取りもどし、疲れにくくなることです。

抗重力筋が若さを取りもどすと、バストアップやヒップアップを実感できるでしょう。太くなっていたふくらはぎや足首も代謝がよくなり引き締まってきます。さらに、腸腰筋が元気になれば、冷え性や便秘、むくみも解消されます。

また、腸腰筋は内臓を持ち上げていることから、鍛えればお腹をへこませ、スッキリさせてくれます。

また、抗重力筋が鍛えられると基礎代謝が増加し、ダイエット効果が増してきます。基礎代謝とは、何もしなくても消費されるエネルギーのこと。消費される場所は、抗重力筋や肝臓、脳などです。抗重力筋を鍛えればエネルギーの消費が増大するのです。

僧帽筋と表情筋

昔から、「疲れが顔に出る」「疲れを隠せない」とよくいわれますが、これはどういう意味なのでしょうか。

僧帽筋は筋膜という繊維でつながった顔の表情筋を引っぱり上げ、顔をリフトアップしています。ですから、左右の僧帽筋がアンバランスになると、表情筋が垂れ下がり、顔が歪んだりします。また、左右ともに衰えると、表情筋全体が垂れ、老け顔になってしまいます。僧帽筋と表情筋は密接な関係にあるのです。

左右の僧帽筋が表情筋をリフトアップしていれば、年齢を重ねても顔は若々しく引き締まって見えます。体重が多少増えても、二重顎になったりほうれい線が目立ったりはしません。

逆に、若くても顔が歪んでいたり、ほうれい線が目立ったり、二重顎というような人は、僧帽筋がゆるんでいる場合が多いようです。また、腰痛、肩こり、首筋のこり、体がだるい、動悸や息切れといった不定愁訴《ふていしゅうそ》などをともなっている場合もあるようです。

つまり、顔からも僧帽筋の問題が判断できるというわけです。

たとえば、体がしゃきっと立っている人は、顔も引き締まっています。逆に猫背の人は、横から見ると頭が前に下がったような感じで、顔も垂れています。僧帽筋が弱って、表情筋を引っぱり上げる力がなくなっているためです。

表情筋は、全部で三〇種類くらいあり、魅力的な個性を引き出します。女性には若々しさ、チャーミングさ、セクシーさなどを、男性には凜々しさ、力強さなどを与えます。

この表情筋が運動不足になると、どうなるでしょうか。

具体的には眉を上げる筋肉が衰えると額にしわ、目を開けたり閉じたりする筋肉が衰えると目尻のしわ、上まぶたもゆるみやすくなります。口角を上げる筋肉が衰えると、口角が下がります。唇の周囲にある筋肉が衰えれば、口元がたるんだりしわができます。顎のラインを引き締めているオトガイ筋が衰えると、二重顎になります。

実は、これらの表情筋は日常生活では二〇～三〇%ほどしか使われていません。

一週間ほど徹夜に近い状態でパソコン作業を続け、鏡を見たら別人のように顔が垂れてしまい、一気に老けたと感じたことのある人がいるかもしれません。

パソコンを長時間打ち続けることで僧帽筋が疲労し、さらに長時間、無表情で過ごしたため、表情筋が運動不足になったのです。これでは顔を老けさせる原因のダブルパンチです。まさに美容の大敵です。

しかし、僧帽筋を鍛えてバランスを整え、表情筋を運動させれば、顔は若がえります。しかも顔の左右のバランスが整えられ、むくみがなくなれば、小顔になるはずです。

僧帽筋と表情筋

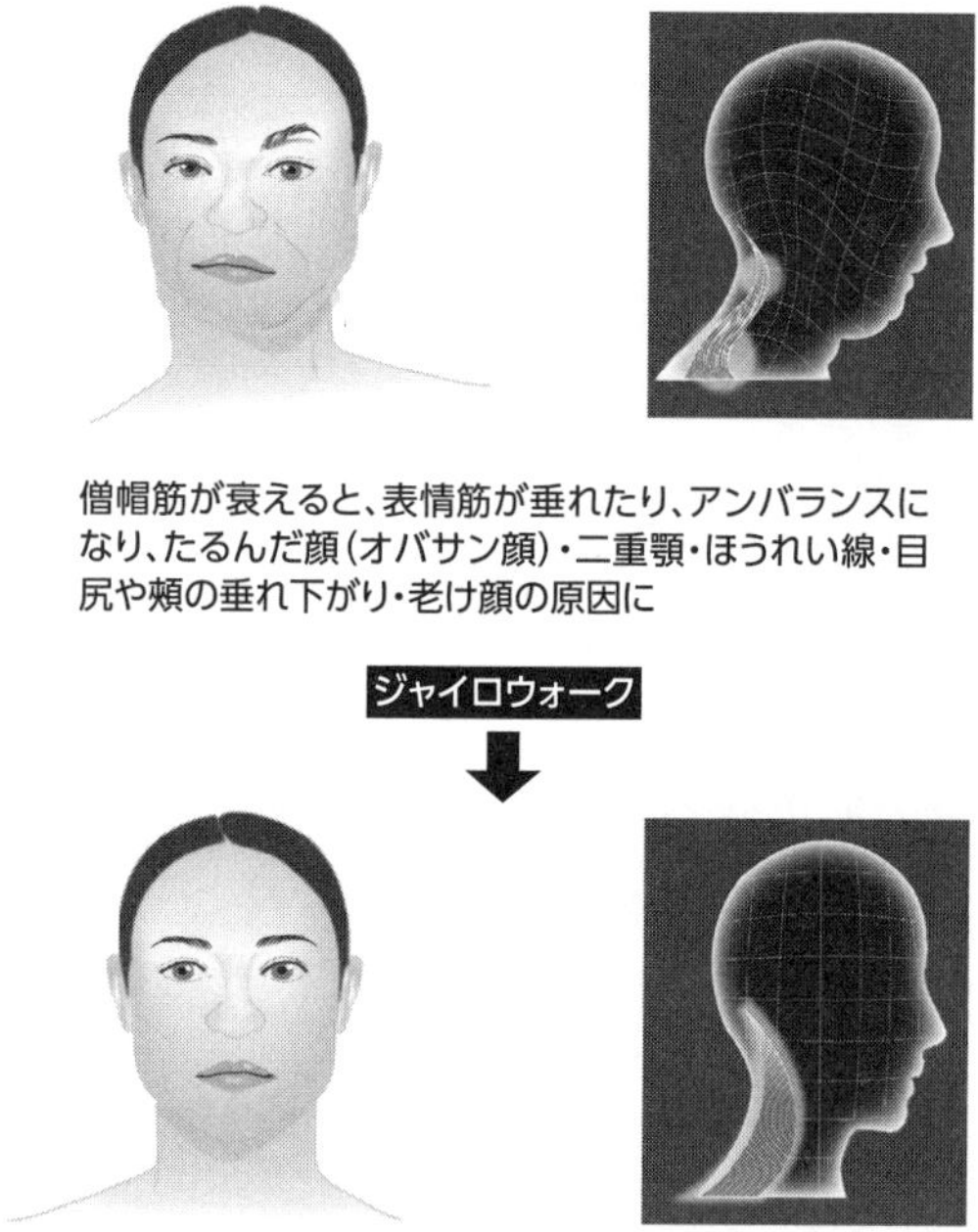

僧帽筋が衰えると、表情筋が垂れたり、アンバランスになり、たるんだ顔（オバサン顔）・二重顎・ほうれい線・目尻や頬の垂れ下がり・老け顔の原因に
ジャイロウォーク

普段の生活では二〇〜三〇％程度しか使われていない表情筋にドクター・マウスで負荷をかけて運動させてみたらどうでしょうか。

ドクター・マウスを軽く噛みながら歯ぎしりするように顎を左右前後に動かすと、左右の僧帽筋が収縮した状態になり、それにつられて表情筋が引っぱり上げられます。

この状態で顎を左右前

後に動かすと、眉を上げる筋肉、シワを防ぐ筋肉、口角を上げる筋肉、口元を引き締める筋肉、顎のラインを引き締めている筋肉が運動します。こうして顔の表情が若々しくなりますが、その効果は二週間程度で自覚する人が多いようです。

左右の僧帽筋をバランスを整えながら鍛えていく方法として、ジャイロウォークは最適です。筋トレでも僧帽筋を鍛えることができますが、左右のバランスを整えることはできません。

第五章
症例別治療法

患者の悩みから見えてくる歯科医療の問題

既存の治療方法には、重力を考慮するという発想はなかったはずです。咬み合わせの修正とジャイロウォークを併用する重力医学は、骨格構造の歪みを細部まで正すことができます。

すべての骨と骨には筋肉が付着していて、骨の間には関節があります。たった一ヶ所の関節や骨がずれても、体全体の関節や骨が少しずつずれるわけです。ずれた箇所だけを修正しても、ほかの部分は修正されません。重力医学は、すべての関節や骨のずれを修正することを重要視し、地球の重力に対しもっともバランスの良い骨格構造を獲得できるようにします。

歯と全身はつながっていますが、どこがどのようにつながっているかを解析することが、重力医学のテーマです。頭の位置と角度を記憶する咬み合わせがコンピュータのハード部分であるならば、抗重力筋の悪い記憶をリセットして正しい記憶をインプットし直すジャイロウォークはソフト部分に相当するのです。

ジャイロウォーク

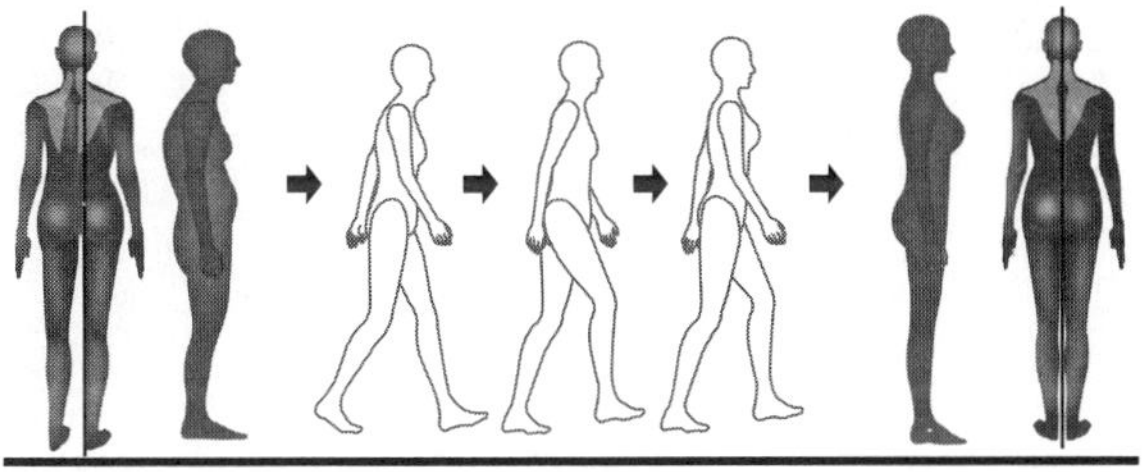

頭の位置を修正し、そのままゆっくり歩くと、修正された頭の位置に対して、体が重力とバランスをとるので、頭→首→背中→骨盤→足裏の位置が体の中心に移動し、体の歪みを修正

重力医学をより身近なものとして感じてもらうため、私が実際に手がけた症例をもとに、原因と具体的な治療法を紹介します。

小学校高学年の側湾

背骨が曲がる、いわゆる側湾に気づく時期は、小学校の高学年以上になってからが多いようです。

このような子は、椅子に座っていても足を組んだり肘をついたり、体をくねらしたりしていることが多く、親はお行儀が悪いと注意します。

しかし、いくら口でいっても、骨格構造の歪みを抗重力筋が記憶しているのですから、子どもの姿勢が治ることはありません。無理をしてまっすぐに座らせれば、子どもはかえって疲れを感じてしまいます。

解決手段はジャイロウォークです。このような子はもちろん、二〇歳を少し超えたくらいの青年でも、軟骨部分に柔軟性があれば、中心軸のある姿勢に骨格構造を修正できます。咬み合わせも良いほうに誘導できます。

永久歯がほぼ生えそろった頃にジャイロウォークを行うと、上下左右のすべての歯の根と骨をバランスよく刺激するため、咀嚼不足を解消し、歯と顎を正しく成長させられます。適度な咀嚼は、側頭部の静脈叢《じょうみゃくそう》を刺激するため、頭の回転が良くなるといわれています。

受験を控えている子で、記憶力がにぶったり計算するのが遅くなったりした場合には、ジャイロウォークを行うことを私はすすめています。

若年層の症例

◇一一歳男子／食事がうまくできず、姿勢が悪い

本人から聞いたところ、硬い物が食べられない、肩がこると訴え、父親からは姿勢が悪いといつも注意されているそうです。

体全体のバランスを観察すると、首が細く、首と頭が前へ出ていて、軽い背骨の側湾症と判断できました。口の中を見ると、上下の第二大臼歯はまだ生えておらず、上下の前歯に軽い不正咬合が認められる以外に異常はありません。

首が細いということは、頸椎が細いため、頭を支える筋肉や回転させる筋肉も弱いと考えられます。しかし、病的あるいは異常と考えるのではなく、その人の個性として私はとらえます。首が細くても筋肉をしっかりさせれば、症状を取り除くことができるからです。

この子の弱点は、頭を支える筋肉と回転させる筋肉です。顎を動かす方向や強さによって、それぞれ違った部分の頭を支える筋肉群や回転させる筋肉の収縮具合を調整します。

そこで、ジャイロウォークを六分間ほど行った後、顎を気持ちの良い方向に軽く動かしてもらいました。終了後には、「背中が伸びた感じがする」「肩が軽くなった」といい、側湾症はかなり矯正され、見かけ上の身長が伸びたように見えます。母親が見ても、姿勢が良くなったということです。

試しに、苦手な堅焼きせんべいを食べてもらうと、全部食べることができました。頭を支える筋肉がバランスよく収縮するようになったためです。もし、これらの筋肉がバランスよく収縮できなければ、物を噛もうとしても顎の筋肉に力が入りません。

四〇日後に、再び身体チェックをしました。お母さんに聞くと、「姿勢は良くなったが、正しい姿勢で椅子に座らないので、この点を注意しています」という答えが返ってきました。私は注意しないでください、徐々に正しく座れるようになりますと進言しました。

他の症例も含め、私の経験では、この時期にジャイロウォークを始めると、身長の伸びとともに側湾も良くなっていくようです。ジャイロウォークが背骨の湾曲と骨の回転を修正しながら、歪んだ体を中心軸に誘導していくためです。

◇一三歳女子／急に歯並びと体調が悪くなった

急に咬み合わせが悪くなり、その半年ほど前から鼻がムズムズしたり詰まったりして、体調が悪くなり肩もはるようになったそうです。その後、猫背がひどくなり、前歯が咬み合わなくなったといいます。顎もガクガクし、食事がうまくできないことから、元の状態にもどしてほしいと要望されました。

口の中を調べたところ、左右とも上下の奥歯が二本ずつ咬み合っているだけで、その他の歯は口を閉じても隙間のある状態でした。永久歯はすべて生えそろっていて、上下の前歯の間に一ミリ以上の隙間がありました。肩の部分から首が前傾した猫背の状態で、僧帽筋もかなり硬くなっていました。

何らかのストレスが原因で首と背中が曲がり、頭の位置と角度が変化し、顎がずれて咬み合わせがおかしくなったと考えられます。この場合、顎がずれてしまっている期間は長くても五ヶ月間程度で、歯が大きく移動しているとは考えられません。体に中心軸を取りもどせば、すべて元にもどるはずです。

そこで、ジャイロウォークを行ってもらいました。終了後、猫背は多少残っていますが、肩の部分から前傾していた首はかなり正常にもどり、僧帽筋も柔らかくなっていました。口の中をチェックすると、顎のずれが三分の一程度治っていたことから、咬み合わせの調整はしませんでした。

一ヶ月半後に、再びチェックしました。お母さんは「姿勢と咬み合わせが元にもどりました」と答えました。顎のずれと大きく歪んだ姿勢もほぼ元の状態にもどったため、自宅でジャイロウォークを続けてもらうことにしました。

若いのに口が開けづらい症例

次に紹介するのは、中心軸を失った時期が前述したケースより長い人たちです。治療終了後に感想文を書いてもらいました。

◇H・K／二二歳女性／顎のトラブルと不定愁訴

初めて診察にうかがったときは口が開けられず、歯を診ていただくことさえできない状態でした。壁に背骨をまっすぐつけることさえできませんでした。

歯並び、咬み合わせも相当悪かったようで、しばらくの間、食べ物をかなり小さくしないと口に入れられない状態でした。ハンバーガーのような口を大きく開けて食べる物は、まったく食べられませんでした。

ドクター・マウスを口に入れることさえつらく、最初のマウスピースは早い時期にヒビが入ってしまいました。しかし、毎日二回、ジャイロウォークをしてみると、半年後にはおにぎりが食べられるようになりました。

その後もジャイロウォークをしていますが、初めのような顎の痛みもなく、マウスピースが壊れることもありません。咬み合わせや姿勢、食事も元どおりか前以上に良くなりました。

話を聞いてみると、数年前から口が開けづらく、食事をすると顎が痛いということでした。口を開けても、人差し指がやっと入るほどしか開きません。姿勢は首が前へ少し出ているため、背筋を伸ばして立ってもらうと頭が上向きになりました。

咬み合わせを調べると、左右とも上下の奥歯が一、二本ずつ咬み合っているだけで、そのほかはすべて咬み合っていません。体に中心軸を記憶させ直し、顎のずれを修正しながら正しい咬み合わせに誘導しなければなりません。幸いにも二一歳という年齢だけに、体に柔軟性が残されていてまだ間に合うはずです。ジャイロウォークを行い、咬み合わせの誘導で、短期間で治せます。

咬み合わせの変化が病因の症例

痛み、しびれ、機能障害などの原因が骨格構造の歪みにある場合、患部だけを手当てしても症状は取り除けません。骨格構造が歪んだことから患部に負荷がかかって症状があらわれているからです。咬み合わせにまちがいがあれば、頭がまちがった位置に置かれます。体がまちがった頭の位置とバランスをとろうとするために、さらに骨格構造は歪んでしまいます。

◇K・K／二七歳女性／腰痛と顎のしびれ

右下の親不知を抜歯したら右下の顎がしびれるようになり、一年経過後に歯科医へ行きました。先生に咬み合わせを見てもらったときに、ドクター・マウスがあることを知りました。腰のヘルニアも患っていて痛みがありましたが、そのマウスピースをつけて歩いてみると、まず腰痛を感じなくなり、その後、顎のしびれも少しずつ取れ、現在、ほぼないという感じです。

親不知の歯根と下顎骨の中にある神経管は近い場所にあるため、親不知を抜くとしびれが残ったりしますが、通常、時間の経過とともに消失します。口の中を見たところ、食事をするたびに右下の第一大臼歯を揺さぶる咬み合わせになっていました。この場合、右下の第一大臼歯の歯根が骨を刺激し、神経管も刺激していると判断して咬み合わせを修正しました。二週間後、しびれはなくなっていました。

ヘルニアは立ったり座ったりすると月に何度か激痛が走るという状態でした。それを治したいということで、ジャイロウォークを五分間ほど行ってもらいました。直後の感想では、腰と肩が軽くなり、前屈姿勢になっても痛みを感じないそうです。

一般的に行われるヘルニアの治療で、ずれやねじれを修正したり、飛び出した椎間板を処置したりしても、体全体の歪みは治りません。しかし、ジャイロウォークは体全体の歪みを修正し、抗重力筋に正しい姿勢を記憶させていくものです。一時的に痛みが取れたのは体がまっすぐになり、腰椎のずれやねじれが解消されたからです。

時間がたてば、姿勢が再び元の状態にもどり痛みが再発するでしょう。そうならないために、最初の二週間は一日三回、五分間ほどのジャイロウォークをすすめました。半年以上続けると、抗重力筋が正しい中心軸を記憶します。しかし、変形したりすり減ったりした椎間板は簡単には治らないため、その後も週に何回かはジャイロウォークをするように進言しました。

ジャイロウォークを始めて一ヶ月程度で、顎のしびれは完全に消失しました。咬み合わせを修正し、下の左右の歯根にかかっていた下顎骨を歪ませようとする力がとれたためだと考えています。

◇七三歳男性／腰痛

朝起きて、しばらくすると腰がとても痛くなるそうです。口の中を見ると、腰の痛くなる咬み合わせをしていました。上は総入れ歯、下は部分入れ歯で、頭を上に向かせる咬み合わせをしていたため、修正しました。

一時間後に感想を聞くと「腰が伸びたようだ」と答えました。前屈してもらい、腰の痛みの程度を聞くと「少し良くなった」という返事でした。腰は伸びたように感じるものの、腰痛は変化なしということです。

このような場合、咬み合わせの調整だけでは頭の位置と角度が修正されるだけで、抗重力筋のリセットはできません。経験上、少しずつ良くなっていき、椎間板に損傷がなければ治癒するはずです。

◇三一歳女性／腰痛

腰椎すべり症と診断され手術を受けたものの、腰の痛みが取れないそうです。咬み合わせはほとんど正常で、治療した歯はあるものの虫歯はありません。

正座をすると、腰の調子が悪くなるそうです。姿勢を見たところ、骨盤の前傾が弱く、腰の前湾曲に異常がありました。抗重力筋が正しく体を引っぱりあって、腰に前湾曲をつくっていれば痛くならないことを説明し、一日二回、ジャイロウォークをするようにと伝えました。

一ヶ月半後に来られたときには、腰痛はほとんど消失していました。ただし正座をした直後は、腰に違和感があるそうです。抗重力筋に正しい姿勢を記憶させ直すと、痛みは消失しますが、椎間板が変形したままなので、正座をすると違和感や軽い痛みを感じると考えています。

原因が複雑な腰痛症例

◇六六歳女性／腰痛と右半身のしびれ

腰痛で、歩くと下肢がしびれたり痛みが出たりして狭窄《きょうさく》症を患っていました。一年半くらい前から右半身にしびれもあり、一時は手術を考えるほどでした。しかし、咬み合わせを調整してジャイロウォークを始めると、歩くのが楽になり一〜二週間でしびれがやわらぎました。二ヶ月後には、肩こりや首の痛みもかなり楽になりました。

患者さんは腰痛のほか、背中から腰、太もも、ふくらはぎ、足の指がしびれている状態で、治らないのではと半ばあきらめていたようです。病院で脊柱管狭窄症《せきちゅうかん》と診断され、手術をしても痛みは緩和するが、右半身のしびれが取れるかどうかはわからないといわれ、痛みの激しいときには車椅子に乗っていたこともあるそうです。

歯並びはきれいですが、顎を左右に動かすと奥歯が引っかかり、側頭部を歪ませる咬み合わせでした。歯の質は硬そうで、頭蓋骨もじょうぶそうです。

症状は重そうですが、椎間板や関節に大きな損傷がなければ治すことができます。咬み合わせを修正し、ドクター・マウスを製作してジャイロウォークを指導したところ、初めは体が少し傾斜していましたが、その後、なくなりました。

自宅で一日二回、一回につき五分のジャイロウォークを継続して行うよう指導しました。二ヶ月ほどするとすべての症状がほとんど消失しました。こうした症例の場合、咬み合わせを修正することも必要ですが、ジャイロウォークを同時に行うことが大切です。

◇七八歳女性／顎の震えと首筋から右足にかけてのしびれ

七年ほど前から、夕方になると右の顎がガクガクと震えだし、右側の首筋に電気が走るような感覚があり、右足の指先までしびれるそうです。しかし、姿勢はとてもよくシャキッとしていて、病気をしたことがないように見えます。

口の中を見ると、運動してはいけない方向に顎を動かしてしまう咬み合わせと、頭蓋骨、特に側頭部を歪ませる咬み合わせの両方を持っていました。口を閉じると顎が右にずれ、奥歯が引っかかる状態でした。

首が傾斜し、頭の位置がずれて体が歪んだ可能性が高いと思われます。体がしっかりしていたため、見かけ上の姿勢は歪まないかわりに、骨と背骨が回転して神経を圧迫していると考えました。治療すれば症状のほとんどはなくなると伝えたところ、本人は半信半疑の様子でした。

まず運動してはいけない方向に動かしてしまう咬み合わせを修正しました。併せてドクター・マウスを製作し、ジャイロウウォークをしてもらったところ、「楽になりました」ということでした。

次に来院したときには、「しびれはあるけど、少し良くなった」というので、頭蓋骨を歪ませる咬み合わせを再度チェックし、調整しました。その後も、自宅でジャイロウォークを行ってもらい、一〇日おきに咬み合わせを調整すると、三ヶ月後にはほとんどの症状が消失しました。しかし、症状がなくなっても一〜二日に一回はジャイロウォークを続けてもらっています。

◇六五歳男性／膝の痛み

柔道や空手を長年続け、五〇代後半頃からいろいろな箇所に影響が出始め、特に膝と腰がたいへん悪くなり、トレーニングやマッサージなどで治そうと躍起になっていました。また、奥歯を噛みしめて力を振り絞るため、奥歯が摩耗してしまい、治療してもらうため駆け込んだしだいです。

先生に、咬み合わせを指摘されました。治療後、一回一〇分でいいから、マウスピースをつけ、裸足で歩いてくださいといわれました。マウスピースをつけて歩き続け、一ヶ月ほど過ぎた頃、痛かった膝や腰に変化を感じ始めました。また、痛みがなくなっただけでなく、姿勢も良くなっていました。みんなからは「いつまでも若々しいですね」といわれるようになりました。

この方は、日常的に奥歯を強く嚙みしめることが多かったため、左右の上の奥歯が破壊され、嚙みしめると首に負担がかかり、頭の位置がずれて体が歪んだことから、いろいろな症状が出たと考えられます。

抗重力筋のリセットがもっとも難しい人は、この方のように全身の筋肉を鍛え上げている人です。このため、咬み合わせを正しい状態にもどすことが先決と判断しました。正しい状態にもどさないでジャイロウォークをしても効果は得られません。

◇三二歳男性／むち打ち症

タクシーに乗っていて追突され、病院でむち打ち症と診断されました。三ヶ月間、治療を受けましたが、首が重く、背中と腰の痛みが取れなかったのですが、ジャイロウォークを始めて一週間ほどしたらほとんどの痛みがなくなりました。

痛みの原因は、追突で首が動いてはいけない方向に曲がり、椎間板や頸椎がずれ、靭帯や関節包《かんせつほう》、筋肉にダメージを受けたことと思われます。多少の歯列不正はあるものの、咬み合わせに大きな問題はありませんでした。体を後側から見ると、頭の位置が左に移動し、首も曲がっていました。

このような場合、咬み合わせを調整しても、むち打ち症は治りません。しかし、ジャイロウォークをすれば良くなるはずです。むち打ち症は軽度であっても完治させるのは困難とされていますが、重力医学では頸椎を高い精度で元の状態にもどすことができます。

ジャイロウォークが効果を発揮した症例

◇二五歳女性／手足のしびれ

ゲップが常に出そうな感じで、吐き気がするそうです。しかも、手には強いしびれがあり、指先が押し潰されそうなほどの痛みに襲われるといいます。二ヶ月ほど前は、足がしびれ、一度、一分間ほど下半身がまったく動かなくなったこともあるそうです。太ももにも痛みがあり、十分に睡眠をとったつもりでも朝起きたときに疲れが残っていて、昼間、強い睡魔におそわれるそうです。便は薬を飲まないと出ず、常に下腹部が張っているということでした。

二五歳の若さにしてこのような症状があるのは、臓器や神経、筋肉に異常があるのではと考えましたが、原因は咬み合わせでした。この女性の場合、歯の山と山の部分で嚙み合ったり、下の前歯が上の前歯の前方に咬み合わされる反対咬合で、右奥歯が頭蓋骨を歪ませる咬み合わせにもなっていました。これでは、咬み合わせるたびに頭蓋骨にまちがった力が作用し、頭蓋骨の開閉運動を制限してしまいます。

脳と脊髄を包んでいる硬膜がヒキツレている（硬膜をホースにたとえるなら、ホースがねじれている）状態で、そわそわして落ち着かないなどの精神的な症状、手の強いしびれ、足のしびれを誘発したと推測できます。

慢性的な便秘は、腰に湾曲をつける筋肉が弱いため、骨盤の前傾が不足し、腸の運動が悪くなっているせいと考えられます。

ジャイロウォークを始めたその日から、いろいろな変化を感じたそうです。

まず、その日の夜には、フェイスラインのリフトアップ。次の日の朝には、明らかな背筋の違い。そして、起床時の顔のむくみ軽減。毎日、お腹が動いているのを感じられるようになり、しびれも吐き気もなくなりました。

始めてから一週間たったとき、目に見えない変化も感じるようになりました。いつもソワソワして落ち着かなかったのですが、スッキリしているそうです。朝起きたときに感じるだるさもなくなりました。

◇六三歳男性／目まいと高血圧

米屋をしていますが、ぎっくり腰のようで、しかも左肩が痛くて腕を上げられない。血圧が一八〇くらいに上昇し、医者から血圧降下剤を服用するようにすすめられました。夜になると耳鳴りと目まいがひどくなり、天井が回っているように感じます。

近藤先生からは、無理をしたために体の軸が狂い、咬み合わせがずれて左上の奥歯が壊れているといわれました。歯を治療し、ジャイロウォークを二週間ほど続けると、耳鳴りとひどい目まいが治り、肩と腰の痛みもなくなりました。血圧は一六〇くらいのときもありますが、普段は一二〇ほどに落ち着いてきています。

この方は中肉中背で体は引き締まっているのですが、首がやや左にずれ、左側の頭を支える筋肉がかなり張っている状態でした。ブリッジが入っている左上の歯が腫れたということで来院されたのですが、それは体の不調と関係していて、原因は体の酷使と説明しました。中腰で重い荷物を持ったりしたことから腰椎がすべり、腰痛になったと考えられます。さらに、肩の骨が回転し、四十肩のような状態になってしまったようです。

診察したところ、やはり左側の頭を支える筋肉と回転させる筋肉がかなり張っていて、咬み合わせがずれ、左上のブリッジが破壊されたようです。そのため、頭蓋骨に作用する力が、頭蓋骨の開閉運動を制限するようになったと考えられます。こうなると、脳脊髄液が三半規管の近くに流れ出し、激しい目まいを引き起こします。

高血圧は、別の理由が考えられます。脳に血液を送る内頸動脈が左右にありますが、首の部分が歪んで左右どちらかの動脈が圧迫されたのかもしれません。この推測が正しければ、頭蓋骨全体に正しい力が作用するよう歯をつくり直せば正常にもどるはずです。咬み合わせを修正すれば、頭の位置と角度も正しい位置に誘われるでしょう。

その後、ジャイロウォークで抗重力筋の悪い記憶をリセットし、正しい姿勢を記憶させ直せば、骨格構造が正しくなり、体は中心軸を取りもどし、すべては解決するはずです。

現在、すべての症状は消失していますが、ジャイロウォークは続けてもらっています。

あとがき

本書を読まれて、歯にはこんな秘密が隠されていたのか、と驚かれた方もいるでしょう。医療関係者の中には、重力医学をもっと深く研究したいと思われた方がいるかもしれません。一方で、どこの大学にもどこの学会にも属していない私が重力医学を世に出し、迷惑と考えていらっしゃる方もたくさんいるはずです。

いずれにせよ、本書に記したほとんどの理論と術式は、どの書籍にもどんなインターネットサイトにもありません。なぜなら、宇宙には宇宙の法則があり、自然には自然の法則があり、私たちが二足歩行するには二足歩行をする法則がある、ということを追究した人が誰もいなかったからです。私が記述した理論と術式のほとんどは、私自身が夢を追いかけ、それ相応の時間と労力をかけた結果、習得したものです。

人間の体には、私たちが快適に自由に生きていくために解明されるべき秘密がまだまだ多く隠されています。歯に関しても同じです。

そのための重力医学ですが、私個人としては子どもたちの、中心軸を持った大人の体への成長、虫歯や歯周病に縁のない人生、に役立つことを願っています。

最後に、本書の執筆にあたり、多大なるご尽力を賜った石原慎太郎先生に心より感謝を申しあげます。

著者略歴

近藤信也《こんどうしんや》

一九五七年群馬県生まれ。
八二年日本大学歯学部卒業。
同年に、千葉大学医学部歯科口腔外科入局。
八三年同歯科口腔外科退局後、近藤デンタルクリニックを開設。
現在、近藤デンタルクリニック院長。
一般財団法人　日本ウエルネス協会　理事。

幻冬舎新書 325

歯医者のウソ

二〇一三年十一月三十日 第一刷発行

著者 近藤信也

発行人 見城 徹
編集人 志儀保博
発行所 株式会社 幻冬舎
〒一五一-〇〇五一東京都渋谷区千駄ヶ谷四-九-七
電話 〇三-五四一一-六二一一(編集)
〇三-五四一一-六二二二(営業)
振替 〇〇一二〇-八-七六七六四三
ブックデザイン 鈴木成一デザイン室
印刷・製本所 株式会社 光邦

GENTOSHA

検印廃止

Printed in Japan ISBN978-4-344-98326-7 C0295
こ-19-1
幻冬舎ホームページアドレス http://www.gentosha.co.jp/
*この本に関するご意見・ご感想をメールでお寄せいただく場合は、comment@gentosha.co.jp まで。

幻冬舎新書

渡辺雄二
体を壊す10大食品添加物

本書では消費者の体を確実に蝕んでいる、最も危険な10の食品添加物を紹介。普段口にする食品には体に悪い物質がこんなにも使われていた。食を見直すきっかけになる、現代人必読の書。

岡本裕
薬をやめれば病気は治る

薬は病気を治すために飲むものだが、副作用があるだけでなく、体の免疫力を下げて回復を遅らせ、命を縮めることもある。薬をやめて自己治癒力を高め、元気に長生きできる方法を伝授。

坂詰真二
運動嫌いほどやせられる
最小の努力で最大の効果を得られるダイエットメソッド

運動が苦手な人のほうがトレーニング時に筋肉にかかる負荷が大きくなり、運動効果が高まる。物足りないくらいの運動量で劇的にやせられるのだ。最小の努力で理想の体型になれるノウハウが満載。

笠井奈津子
甘い物は脳に悪い
すぐに成果が出る食の新常識

食生活を少し変えるだけで痩せやすくなったり、疲れにくくなったり、集中力が高まる身体のメカニズムを具体的に解説。食事が仕事に与える影響の大きさを知れば、食生活は劇的に変わる！

幻冬舎新書

寺門琢己
男も知っておきたい　骨盤の話

健康な骨盤は周期的に開閉している。さまざまな体の不調は、「二つの骨盤」の開閉不全から始まっていた。ベストセラー『骨盤教室』の著者が骨盤と肩甲骨を通して体の不思議を読み解いた。

森由香子
なぜベトナム人は痩せているのか
炭水化物が好きな人のための分食ダイエット

ダイエットで陥りがちなのが「炭水化物抜き」。だがそれでは逆に代謝を落とし太りやすい体を作るだけ。肥満が圧倒的に少ないベトナム人は、毎食米を食べる。しかし一度に食べる量は少なく、食事の回数は多い!

長谷川嘉哉
公務員はなぜ認知症になりやすいのか
ボケやすい脳、ボケにくい脳

急増する認知症の約7割を占めるアルツハイマー型では、感情を司る「扁桃核」の衰えが、発症に大きく関わることが分かってきた。「扁桃核によい生活」を送れるか?　専門医が語る認知症予防の極意。

橋本淳司
日本の地下水が危ない

外国資本による日本の森林買収が増え、多くの自治体が「狙いは水資源か」と警戒。ペットボトル水需要の急増、森林・水田の荒廃など、国内事情も深刻化。日本の地下水の危機的現状を緊急レポート。

幻冬舎新書

岡田尊司
人はなぜ眠れないのか

不眠で悩む人は多いが、どうすればぐっすり眠れるのか。睡眠学や不眠症臨床の最新知見から、不眠症を克服する具体的方法や実体験に基づく極意まで、豊富なエピソードを交えて伝授。

石川智基
男性不妊症

不妊症で悩むカップルのうち48％が男性側要因。「無精子症」「精子無力症」などの精子異常や勃起不全が男性不妊症の主な原因だ。精子の働きから最新治療法まで男の生殖に関する情報を満載。

松井孝嘉
首こりは万病のもと
うつ・頭痛・慢性疲労・胃腸不良の原因は首疲労だった！

「原因不明」や「ストレス」と診断される数多の体調不良の原因は、首にある！　うつむき姿勢で起こる首のこりが心身をむしばんでいることを指摘し、首を酷使する現代人に警鐘を鳴らす一冊。

緒方俊雄
慢性うつ病は必ず治る

投薬治療中心の現在の精神科では敬遠される「慢性うつ病」。しかし家庭や仕事など現実を直視し抑えてきた感情を解放すれば、慢性うつ病は必ず治る。カウンセラーが心との向き合い方をアドバイス。

幻冬舎新書

岡田尊司

うつと気分障害

うつと思われていた人の約半分が、実は躁うつだとわかってきた。本書ではうつと気分障害についての基礎知識から、最先端の研究成果、実際に役立つ予防や治療・克服法までわかりやすく解説。

浜六郎

認知症にさせられる！

不要の薬を何種類も飲み続けることで、認知症にさせられてしまう悲劇を、どうしたら防げるか。間違いだらけの診察・投薬から家族を守るための薬の知識。処方されたら要注意の薬剤リスト付き。

田沼靖一

ヒトはどうして死ぬのか

死の遺伝子の謎

いつから生物は死ぬようになったのか？　ヒトが誕生時から内包している「死の遺伝子」とは何なのか？　細胞の死と医薬品開発の最新科学を解説しながら新しい死生観を問いかける画期的な書。

加藤忠史

うつ病の脳科学

精神科医療の未来を切り拓く

現在のうつ診療は、病因が解明されていないため、処方薬も治療法も手探りにならざるを得ない。が、最新の脳科学で、脳の病変や遺伝子がうつに関係することがわかった。うつ診療の未来を示す。